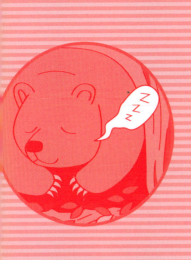
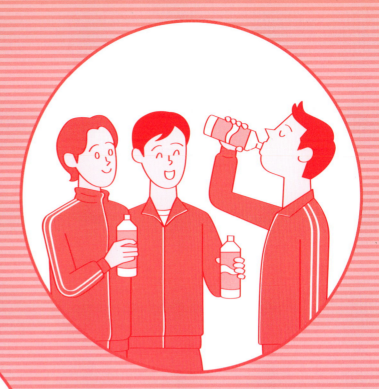
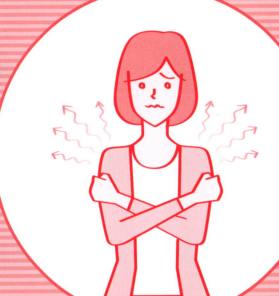

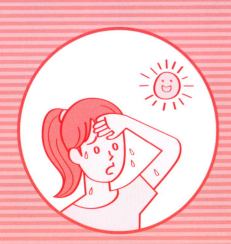
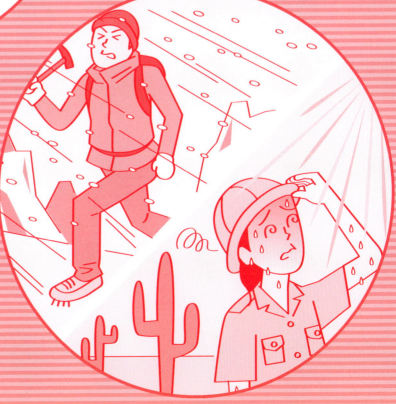

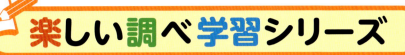

楽しい調べ学習シリーズ

体温って何だろう？

調節のしくみから
低体温症・熱中症まで

[監修] 永島 計

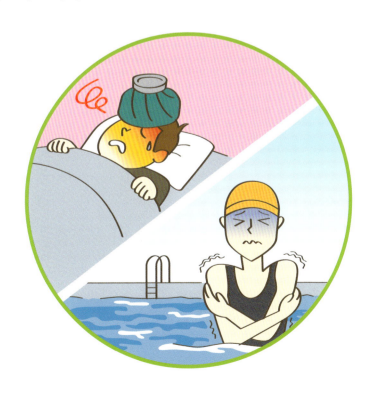

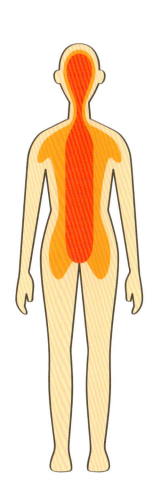

PHP

はじめに

気温が40°Cを超えたときに、

産業革命以後の人類の多くは、たくさんのエネルギーを使うことで生活の改善を得る一方、人口増加や都市部への人口集中をきたすことになりました。これらの変化は今、急速に進む地球温暖化や都市を中心とした気温上昇（ヒートアイランド現象とよばれます）、異常気象の原因になっています。

日本においては、夏の訪れが早くなり、夏の期間が長くなりました。なにより、10年前にはあまり経験することがなかった40°Cに近い気温が、多くの場所で同時に観測されるようになりました。

私たちは、このような環境変化に対して、エネルギー問題を身近なところから解決する努力をするとともに、私たち自身の健康を維持していくためにどうしていくかを考えていかなければなりません。当然、家族や、まわりの人々、動物たちのことも考える必要があるのです。

夏が始まる時期の急激な気温の上昇や、日射や湿度の上昇は、私たち

人間はどう生きるかを考えよう！

　の体温調節に強い影響をあたえます。この影響は、体温調節の機能が弱っている高齢者や、まだ体温調節の機能が未発達な赤ちゃんや小さな子どもに、大きな負担をかけることになります。この体温調節機能の障害は、高齢者や子ども以外の健康な大人にも起こりうる熱中症という病気の原因となります。熱中症は、ひどくなると体温が40℃以上にもなり、体に強いダメージをあたえます。

　では、「体温調節」とは、そして「体温」とは何なのでしょうか？　おそらく、多くの人は、かぜや体調不良のときにしか体温を測定することがないかと思います。新型コロナウイルスが蔓延していた時期には、健康管理のために体温を毎日測っていた人がいるかもしれませんが。

　この本を読むと、熱中症をふくめて、私たちが生きて活動をしていくうえで非常に重要な体温や体温調節について、深くかつ楽しく理解できると思います。そして、大きな興味がわくはずです。

永島 計
（早稲田大学 人間科学学術院 教授）

もくじ

はじめに 気温が40℃を超えたときに、人間はどう生きるかを考えよう！……… 2

この本の読み方 ……………………………………………………………… 6

パート1 気温と人が感じる暑さ

地球上で人が住める環境 …………………………… 8

人の体温の許容範囲 ………………………………… 10

気温と暑さ …………………………………………… 12

暑さに影響する要因 ………………………………… 14

気温・体温のふしぎ 猛暑日・酷暑日の記録 ……… 16

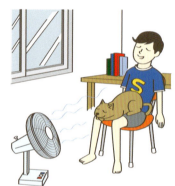

パート2 体温とは何か

体温とは ……………………………………………… 18

平熱と発熱 …………………………………………… 20

低体温症とは ………………………………………… 22

恒温動物と変温動物 ………………………………… 24

気温・体温のふしぎ 高体温を保つ変温動物 ……… 26

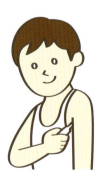

パート3 体温を調節するしくみ

体温調節とは ……………………… 28

セットポイント体温とは ……………… 30

体のクーラー① 皮膚血管 ……………… 32

体のクーラー② 汗腺 ……………… 34

熱をためない体のしくみ ……………… 36

温度を感じるしくみ（センサー）……………… 38

体温調節のしくみ（コントローラー）……………… 40

熱中症とは①原因とメカニズム ……………… 42

熱中症とは②症状と対処法 ……………… 44

熱中症の予防と対策 ……………… 46

運動時の熱中症の予防法 ……………… 48

子どもの体と体温調節 ……………… 50

野生動物たちの暑さ対策 ……………… 52

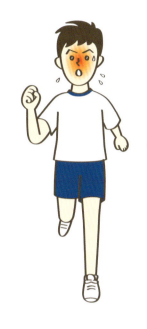

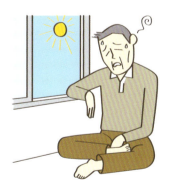

50音順さくいん ……………… 54

●この本の読み方

この本は、気温と暑さの原因についてふれるパート1、体温とは何かを解説するパート2、体温調節のしくみを紹介するパート3で構成されており、以下のような紙面構成になっています。

見開きページのテーマ
見開きページで解説するテーマを示しています。

地球上で人が住める環境

地球上には、とても暑い場所やとても寒い場所があります。人はそのような場所で、どうやって暮らしているのでしょうか。

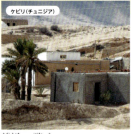
ケビリ（チュニジア）
砂漠地域ながら住居が建っている。

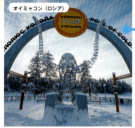
オイミャコン（ロシア）
−71.2℃を記録するモニュメントがある。

● 世界で一番暑い場所・寒い場所

地球上で人が住める地域のことを居住地域といいます。居住地域のなかで、世界で一番暑い場所は、アフリカ大陸北部のチュニジアのケビリで、サハラ砂漠という大きな砂漠地域にあります。7月と8月の平均最高気温は42℃程度で、過去の最高気温は55℃にもなりました。ただし、平均最低気温は22℃程度です。昼間はとても暑くなるものの、夜はすずしくなります(*1)。

一方、世界で一番寒い居住地は、ユーラシア大陸のロシアの北東部にあるオイミャコンという町です（いくつかの説があります）。1日の平均気温は、12月と1月は−50℃程度になり、1年の半分以上が氷点下です(*2)。

2つの場所の気温差は最大で90℃ほどになりますが、それぞれの場所で人は暮らすことができています。

*1 1901〜1953年の平均値（ドイツ気象局）。最高気温は1931年7月の値。
*2 1901〜2020年の平均値（アメリカ海洋大気庁）。

● 日本も気温が40℃を超える日が出てきた

地球温暖化や都心部のヒートアイランド現象などが原因で、日本も暑くなったといわれています。右上のグラフは、東京の6〜10月の月平均日最高気温の15年平均をくらべたもので、今と昔では1℃ほどしか変化がありません。これは「冷夏」とよばれる、すずしかった年の夏の気温もふくまれるためです。

右下のグラフは、東京、名古屋、京都、大阪で、最高気温が35℃以上になった猛暑日の日数を、今と昔でくらべたものです。2008〜2022年の15年間の合計は、いずれも、1956〜1970年の15年間の合計の2倍以上になっています。

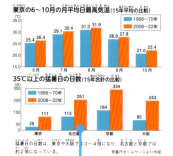

東京の6〜10月の月平均日最高気温（15年平均の比較）

35℃以上の猛暑日の日数（15年合計の比較）

猛暑日の日数は、東京や大阪で3〜4倍になり、名古屋と京都では、約2倍になっている。

気象庁ホームページより作成

● 人は工夫をしながら快適に暮らしてきた

人は昔から、季節に合わせて衣服や環境を工夫して暮らしてきました。

夏は、薄着にする、太陽の強い日差しをさけるためにぼうしをかぶる、打ち水をするなどがその例です。

一方、冬は、厚手の衣服を着る、火で暖をとる、あたたかいものを食べるなどです。最近ではエアコンの冷暖房もあります。

このように、人は暑くても、寒くても、その場所で快適に暮らすための知恵と工夫を身につけてきました。その結果、地球上の多くの場所で生活ができるのです。

なるほど！気温のひみつ　気温をはかる百葉箱

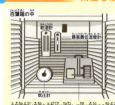
百葉箱の中
自記温度計（気温を自動的に連続して紙に記録する温度計）

1990年代のはじめくらいまで、気象庁は「百葉箱」とよばれる白い木の箱で、気温をはかっていました。百葉箱は、芝生の上で直射日光を受けない風通しのよい場所に置かれ、箱の中の地面から1.2〜1.5mの高さの位置に、気温と湿度を測定する乾湿計、最高最低温度計などがありました。

百葉箱は小学校にも置かれていましたが、管理がたいへんなため、あまり使われなくなりました。今は、風が通りやすい円柱状の6つの中に温度計を入れ、日光が直接当たらないようにして温度をはかっています。

写真・イラスト・データ
気温や体温、体温調節について、イメージしやすい写真やイラストを使ったり、統計データを用いたりして、わかりやすく解説しています。

ミニコラム
それぞれのテーマに関係のある、気温や体温、体温調節に関する話題を紹介しています。

パート1

気温と人が感じる暑さ

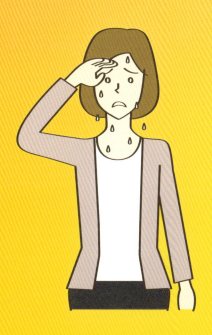

地球上で人が住める環境

地球上には、とても暑い場所やとても寒い場所があります。人はそのような場所で、どうやって暮らしているのでしょうか。

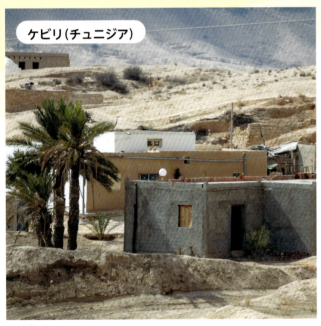

ケビリ（チュニジア）

砂漠地域ながら住居が建っている。

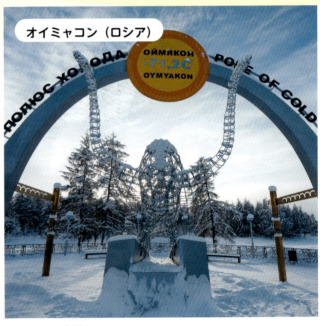

オイミャコン（ロシア）

−71.2℃を記念するモニュメントがある。

世界で一番暑い場所・寒い場所

地球上で人が住める地域のことを居住地域といいます。居住地域のなかで、世界で一番暑い場所は、アフリカ大陸北部のチュニジアのケビリで、サハラ砂漠という大きな砂漠地域にあります。7月と8月の平均最高気温は42℃程度で、過去の最高気温は55℃にもなりました。ただし、平均最低気温は22℃程度です。昼間はとても暑くなるものの、夜はすずしくなります[*1]。

一方、世界で一番寒い居住地は、ユーラシア大陸のロシアの北東部にあるオイミャコンという町です（いくつかの説があります）。1日の平均気温は、12月と1月は−50℃程度になり、1年の半分以上が氷点下です[*2]。

2つの場所の気温差は最大で90℃ほどになりますが、それぞれの場所で人は暮らすことができています。

*1　1901～1953年の平均値（ドイツ気象局）。最高気温は1931年7月の値。
*2　1901～2020年の平均値（アメリカ海洋大気庁）。

日本も気温が40℃を超える日が出てきた

地球温暖化や都心部のヒートアイランド現象などが原因で、日本も暑くなったといわれています。右上のグラフは、東京の6～10月の月平均日最高気温の15年平均をくらべたもので、今と昔では1℃ほどしか変化がありません。これは「冷夏」とよばれる、すずしかった年の夏の気温もふくまれるためです。

右下のグラフは、東京、名古屋、京都、大阪で、最高気温が35℃以上になった猛暑日の日数を、今と昔でくらべたものです。2008～2022年の15年間の合計は、いずれも、1956～1970年の15年間の合計の2倍以上になっています。

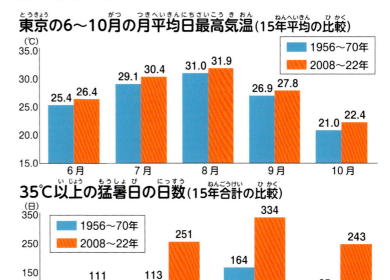

猛暑日の日数は、東京や大阪では3～4倍になり、名古屋と京都では、約2倍になっている。

気象庁ホームページより作成

人は工夫をしながら快適に暮らしてきた

人は昔から、季節に合わせて衣服や環境を工夫して暮らしてきました。

夏は、薄着にする、太陽の強い日差しをさけるためにぼうしをかぶる、打ち水をするなどがその例です。

一方、冬は、厚手の衣服を着る、火で暖をとる、あたたかいものを食べるなどです。最近ではエアコンの冷暖房もあります。

このように、人は暑くても、寒くても、その場所で快適に暮らすための知恵と工夫を身につけてきました。その結果、地球上の多くの場所で生活ができるのです。

なるほど！気温のひみつ　気温をはかる百葉箱

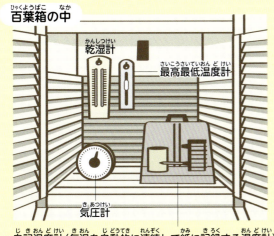

百葉箱の中

1990年代のはじめくらいまで、気象庁は「百葉箱」とよばれる白い木の箱で、気温をはかっていました。百葉箱は、芝生の上で直射日光を受けない風通しのよい場所に置かれ、箱の中の地面から1.2～1.5mの高さの位置に、気温と湿度を測定する乾湿計、最高最低温度計などがありました。

百葉箱は小学校にも置かれていましたが、管理がたいへんなため、あまり使われなくなりました。今は、風が通りやすい円柱状のつつの中に温度計を入れ、日光が直接当たらないようにして温度をはかっています。

人の体温の許容範囲

気温が高い場所でも低い場所でも、人は暮らしていけます。では、体温が高くても低くても生きていけるのでしょうか。

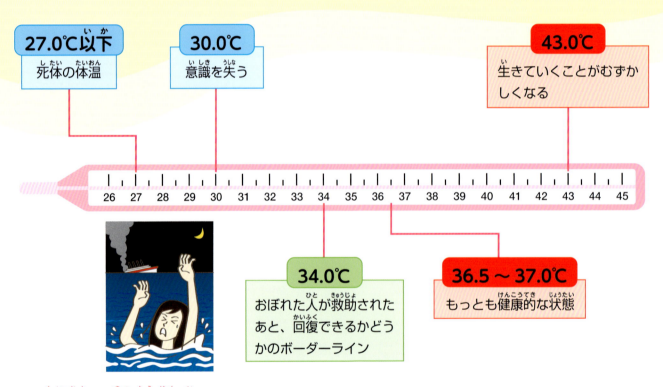

- **27.0℃以下** 死体の体温
- **30.0℃** 意識を失う
- **34.0℃** おぼれた人が救助されたあと、回復できるかどうかのボーダーライン
- **36.5〜37.0℃** もっとも健康的な状態
- **43.0℃** 生きていくことがむずかしくなる

🔴 体温の許容範囲は6〜10℃

　気温差が最大で90℃ほどあっても暮らしていけることから、気温に対する人の許容範囲はとても広いといえます。

　一方で、人の体温の許容範囲は、気温と同じように広いわけではありません。また、住まいや着るものを工夫しても、体温の許容範囲を広げることはできません。

　人の体温の許容範囲は、平熱(→20ページ)を中心として6〜10℃以内といわれています。

　人がきびしい居住環境の中でも生きていけるのは、体のまわりの環境を適切に保ち、体温を維持しているからです。

　暑い砂漠の真ん中や寒い冬の雪山で、暑さ、寒さを防ぐ工夫を何もしなかったら、体温が10℃以上上がったり下がったりします。そうなると、生きていくことはできません。

人が生きていける体温とは？

かぜやインフルエンザなどの感染症にかかったりして体温が上がると、体がとてもつらくなり、寝こむことがあります。個人差はありますが、体温が43℃を超えて長く体がたえられる人はいません。また、気温の低い日にプールに入ると、体が冷えて動けなくなることがあります。体温が34℃以下になると、意識障害が生じて危険な状態になります。

つまり、人が生きていける体温は、およそ34℃から43℃の範囲なのです。

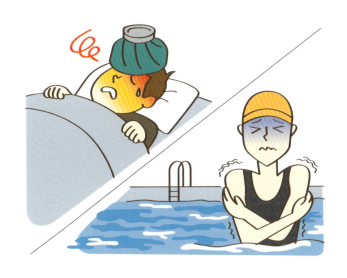

体温が上がりすぎると細胞が死んでしまう

人は、雪山や海など、寒い場所の事故で体温が一時的に20℃程度になっても、生存できることがあります。ただしそれは、優秀な医療者によって、適切な治療を受けられた場合にかぎります。

一方、体温が50℃以上になると、体の中の細胞がこわれて正常にはたらかなくなります。その後、体を冷やして体温が正常にもどったとしても、こわれた細胞は元にはもどりません。短時間であれば生存できるかもしれませんが、やがて臓器が正常に機能しなくなり、死にいたります。

なるほど！体温のひみつ
タマゴの白身（タンパク質）の変性

生タマゴの白身はタンパク質でできていて、透明でどろっとしていますが、ゆでて温度を上げると、固まります。これはタンパク質の分子の構造が熱で変化し、性質が変わるからで、ふたたび冷やしても元にはもどりません。これを「タンパク質の変性」といいます。

人の細胞も、水分をのぞくと、半分近くがタンパク質でできています。もし体温が50℃になったら、タンパク質が変性してしまうのです。

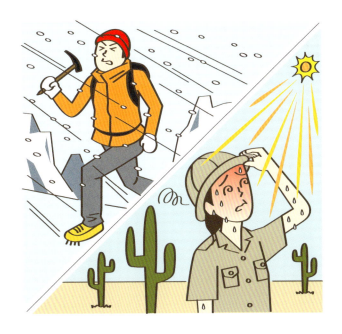

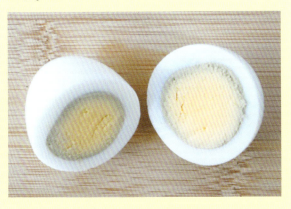

パート1　気温と人が感じる暑さ

気温と暑さ

気温が高い日でも暑さを感じないことがあります。「気温」と「暑さ」は何がちがうのでしょうか。

気温と暑さのちがい

気温は、地球に届く太陽光の強さによって決まります。

地球は1日1回転の自転をしながら、1年かけて太陽のまわりを1周（公転）しています。地球の自転軸はななめにかたむいているので、公転していると、季節によって地球への太陽光の当たり方が変化します。そのため、北半球では、気温は夏に高くなり、冬に低くなるのです。

ただし、気温が高い場所が、かならず暑いわけではありません。たとえば、日なたと日かげでは、太陽が照りつける日なたのほうが暑さを感じます。夏に直射日光が当たるアスファルトの上はとても暑いですが、風がふくとすずしくなります。夏で

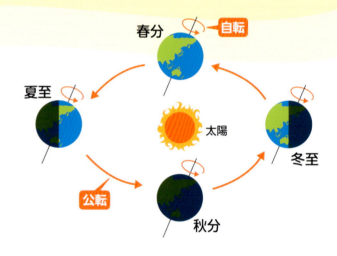

なくても、湿気が多くむしむしする日は、太陽が出ていなくても暑さを感じることがあります。

このように、同じ気温であっても、太陽光や風、湿気などのさまざまな環境要因によって、暑さの感じ方は変わるのです。

暑さに影響するのは皮膚の表面近くにある空気の温度

人が暑さや寒さを感じているのは、おもに皮膚です。そのため、皮膚の表面近くにある空気の温度が、暑さや寒さに影響をあたえます。そして、気温と皮膚の表面近くの空気の温度は、いつも同じわけではありません。

皮膚の表面近くの空気の温度は、着るものによって変えられます。夏にピタッとした長袖の服を着ると、温度が上がるため、暑く感じます。ところが、長袖でも通気性のよい服を着れば、皮膚の表面近くに風が通って温度が下がり、すずしく感じます。

一方、冬は服をたくさん重ねて着ることで、皮膚の表面近くの温度を上げられます。すると、気温が低くても寒さを感じにくくなるのです。

熱が伝わるしくみ

熱の伝わり方には3種類あり、いずれの場合も、高温のものから低温のものに伝わります。

ひとつめは「伝導」で、温度がことなる物体が接しているときに、高温部から低温部に熱が伝わる現象です。2つめは「対流」で、液体や気体の温度が場所によってことなるときに、密度のちがいで高温部が上に移動し、低温部が下に移動することで、熱が運ばれる現象です。3つめは「放射」で、光や赤外線などが物体に当たることで熱が移動し、物体の温度が上昇する現象です。

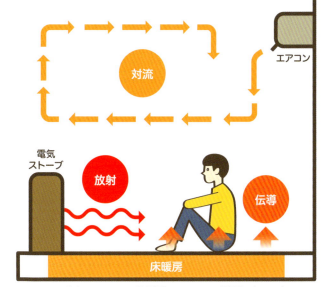

エアコン、電気ストーブ、床暖房はことなる方法で熱を伝える。

体内で生まれる熱と皮膚からにげる熱が同じなら、暑くも寒くもない

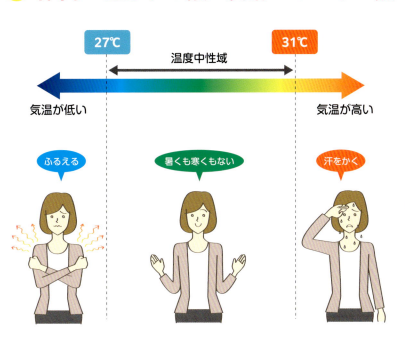

人は、食べ物の栄養素を分解してエネルギーに変えたり、そのエネルギーで体の細胞をつくったり、臓器を動かしたりして、生命活動を維持しています。これを「代謝」といい、この代謝によって体内で熱が生まれます（→18ページ）。

代謝によって体内で生まれる熱と、皮膚から体外へにげていく熱の量が同じなら、暑くも寒くもない状態になります。

素っ裸で、暑くも寒くもない状態を保てる温度は「温度中性域(*)」とよばれ、27〜31℃の間だといわれています。

なるほど！気温のひみつ　熱力学第二法則

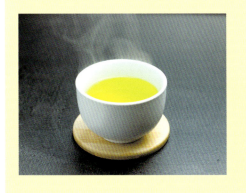

湯のみに熱いお茶を入れてそのままにしておくと、冷めていきます。これはお茶の熱が、伝導、対流、放射によって、まわりの空気に移動していくからです。そして、一度冷めてしまったお茶は、ふたたび熱くなることはありません。

このしくみは、熱の移動に関係する「熱力学」の第二法則で説明されています。第二法則は「熱は高温のものから低温のものへと移動する。その逆は起こらない」というものです。

＊「熱的中性域」「温熱的中性域」ともいう。

暑さに影響する要因

人が暑さを感じる要因には、気温以外にもいくつかあります。どんなものでしょうか。

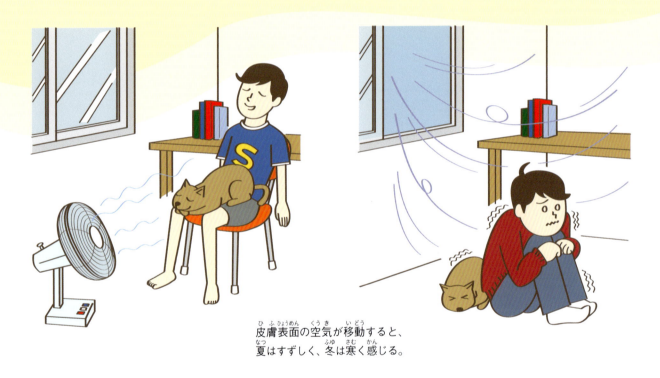

皮膚表面の空気が移動すると、夏はすずしく、冬は寒く感じる。

暑さは、皮膚表面の空気の状態でも変わる

代謝によって体内で生まれる熱は、皮膚表面の空気に伝わり、空気中に拡散します。しかし、気温が高いと拡散しにくくなり、あたたかい空気が皮膚表面にとどまります。一方で代謝による熱が発生しつづけるため、暑く感じるようになります。

ところが、風が吹くとすずしく感じます。あたためられた皮膚表面の空気が移動するためです。扇風機ですずしくなるのも、皮膚表面の空気を移動させているからです。

反対に、気温が低いときに防寒着などを着ていないと、代謝の熱であたためられた皮膚表面の空気が、皮膚表面にとどまらず、空気中に拡散しやすくなります。そこに風が吹くと、体のまわりのあたたかい空気もにげるため、寒く感じます。

つまり、皮膚表面の空気の状態でも、暑さや寒さの感じ方が変わるのです。

気化によって皮膚表面の温度が下がる

人の皮膚や、息をするときの口や鼻からは、つねに水蒸気が出ています。暑くても寒くても、1日に成人で約900mLの水分が、体から失われています（汗やおしっこの水分はふくみません）。寒い日にはく息が白くなるのは、この水蒸気が冷やされて水滴に変わるからです。

水が水蒸気に変化することを気化といい、気化するときには熱が必要になります。気化によって皮膚表面から熱が出ていくと、皮膚表面の温度が下がります。

ただし、湿度が高いと体から水蒸気が出にくく

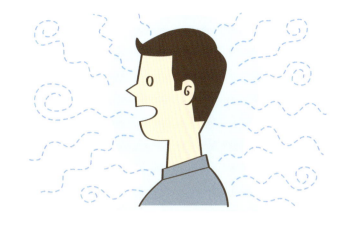

なります。そのため、梅雨の時季はむしむしと暑く感じるのです。

皮膚表面への放射も暑さの要因

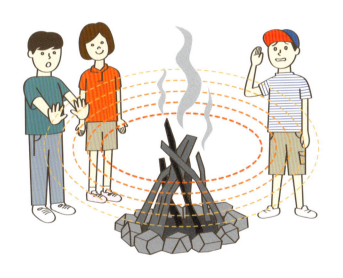

昼間に直射日光を浴びると暑く感じ、夕陽がしずむとすずしく感じます。これは、放射（→13ページ）が原因です。

放射とは、電磁波（おもに赤外線）によって熱を伝える現象で、光も電磁波のひとつです。太陽から出ている赤外線は目で見ることはできませんが、皮膚に直接当たることで熱が伝わり、暑く感じるというわけです。キャンプファイヤーの火が消えたあとも、近くにいると暑いのは、焼けた炭から赤外線が出ているからです。

なるほど！体温のひみつ　温度が見えるサーモグラフィー

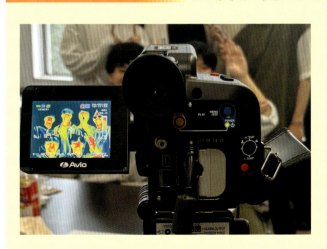

左の写真はサーモグラフィーという装置で、人の体温をあらわしています。

サーモグラフィーには、赤外線センサーとカメラがついています。赤外線センサーにより、物体の赤外線が「どこから」「どのくらい」出ているのかがわかります。カメラで撮影した映像と、赤外線が出ている量に合わせて色をつけたものを重ねることにより、温度分布を目で見ることができるのです。

気温・体温のふしぎ

猛暑日・酷暑日の記録

2020年代になり、日本は暑くなっています。

記録的猛暑だった2023年

2023年6〜8月の日本の平均気温は、1898年に気象庁が観測をはじめて以来、もっとも高くなりました。1991〜2020年の30年間の平均値とくらべて1.76℃も高くなったのです。

とくに東京都心では、7月6日〜9月7日にかけて、64日連続で最高気温が30℃を超える「真夏日」となりました。それまで40℃を観測したことがなかった福島県（伊達市）や石川県（小松市）でも40℃が観測されるなど、全国的に記録的猛暑となりました。

また、11月7日には、東京都心で最高気温27.5℃を観測しました。11月の最高気温としては、1923年11月1日に観測した27.3℃を上回り、100年ぶりの記録更新になりました。

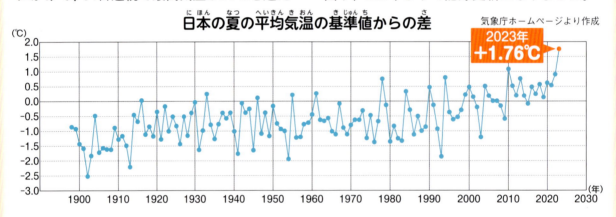

日本の夏の平均気温の基準値からの差

暑い日のよび名

気象庁では、日最高気温が25℃以上の日を「夏日」、30℃以上の日を「真夏日」、35℃以上の日を「猛暑日」とよびます。また、夜間（夕方から翌朝）の最低気温が25℃以上の夜を「熱帯夜」といいます。2022年、40℃を超える地点が増えたことから、日本気象協会は新しいよび名をつけました。日最高気温が40℃以上の日を「酷暑日」、夜間の最低気温が30℃以上の夜を「超熱帯夜」といいます。

統計が残っている1875〜2000年の酷暑日は、8回でした。ところが、2001年以降の約20年間で59回も観測されています。2022年には、群馬県伊勢崎市で観測史上初めて6月に酷暑日を記録しました。

日最高気温	よび名
40℃以上	酷暑日
35℃以上	猛暑日
30℃以上	真夏日
25℃以上	夏日

最低気温（夜間）	よび名
30℃以上	超熱帯夜
25℃以上	熱帯夜

パート2

体温とは何か

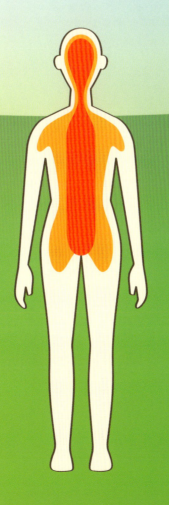

体温とは

人の体の中で熱が生まれるのはなぜでしょうか。また、体温は体のどの部分の温度のことなのでしょうか？

1日に消費されるエネルギーのバランス

エネルギーは基礎代謝、身体活動、食べ物の消化・分解で消費される。

- 食べ物の消化・分解 約10%
- 基礎代謝 約60%
- 身体活動 約30%（外向きの仕事 20%／筋肉の活動 10%）

● 体温の元は、体内で生まれる熱

人は、生きるために食事などで外部からエネルギーを取り入れて消費しています。そのエネルギーの約60%は、心臓や肺などの臓器を動かし、基本的な生命活動を維持するために使われ（「基礎代謝」という）、約10%は食べ物の消化・分解に、約30%は身体活動に使われます(*1)。このうち、身体活動の外向きの（物理的な）仕事をのぞくエネルギーは体内で熱に変わります(*2)。これを「熱産生」といいます。

体内で生まれるこれらの熱は、最終的に体外に放出されます。これを「熱放散」といいます。

体温とは、体内で生まれる熱と、体外へにげていく熱とをプラスマイナスした結果、一定の範囲に調節・維持されているものです。

細胞をつくったり、維持したりするなど、生命活動にはタンパク質のはたらきが不可欠ですが、体内の多くのタンパク質は、一定の温度でないと活性化しません。そのため、生命を維持するには、体温を一定の範囲に維持することが必要なのです。

*1 軽度の作業とデスクワーク程度の生活をし、必要なエネルギー分の食事だけをした場合の概算。
*2 身体活動で消費される約30%のエネルギーの約3分の1は、筋肉を動かすために使われて熱に変わるため、摂取したエネルギー全体の約80%が体内で熱に変わる。

体温とは体の中心の温度

体温には2種類あります。ひとつは、「シェル温」とよばれる皮膚や体表近くの温度です。暑くも寒くもない環境における人のシェル温は、だいたい30～35℃です。もうひとつは、「コア温」または「深部体温」です。コア温は個人差が小さく、暑くも寒くもない環境だと、だいたい37℃になります。

人が生きていくために重要なのは、脳や心臓、肝臓、腎臓などの、重要な臓器が集まる体の中心（コア）の温度です。つまり、体温とはコア温のことなのです。人がふつうの生命活動をするためには、コア温が35～41℃でなければなりません。

代謝によってコアで生まれた熱は、血液により全身へと伝わります。コアのまわりには筋肉や脂肪などがあり、熱がにげづらくなっています。一方、体の表面に近い皮膚には筋肉や脂肪が少なく、熱が外へとにげていきます。

コア温はどうやってはかる？

手術などをするときには、体温を正確にはかる必要があります。でも、心臓や脳に温度計をさすことはできません。

体にできるだけ負担をかけずに、短時間で正確なコア温をはかれるのは、次の3カ所です。
① 食べ物が通る食道
② 肛門近くの直腸
③ 尿をためる膀胱

そのほかにも、血管に通すカテーテルに温度センサーをつけ、心臓内部の血液の温度をはかる方法があります。心臓内部の血液の温度は、脳の温度とほぼ同じといわれています。

また、最近は、脳へつながる血管が通っている耳の鼓膜の温度をはかったり、無線型の温度計を飲んでコア温をはかったりしています。

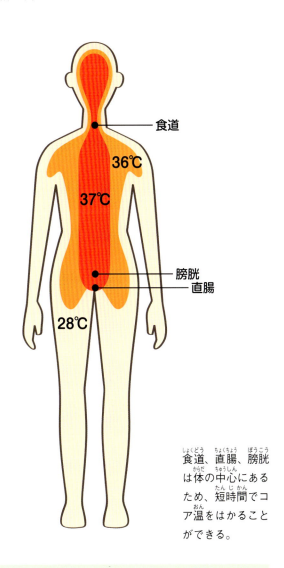

食道、直腸、膀胱は体の中心にあるため、短時間でコア温をはかることができる。

びっくり！体温のふしぎ　ニワトリの体温は42℃もある！

人の平均体温は、動物よりも低いことがわかっています。たとえば、鳥類の平均体温は40～42℃で、イヌやネコの平均体温も人より1℃以上高くなっています。ただ、体温のちがいにどのような意味があるのかは、よくわかっていません。

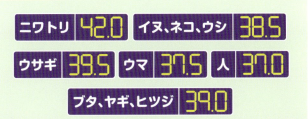

平熱と発熱

かぜなどの感染症にかかったりすると、いつもより体温が高くなります。何が起こっているのでしょうか。

わきの下ではかったら体温ではない？

ふつう、体温をはかるときは、わきの下に体温計をはさみます。わきの下の温度はシェル温なので、本当の意味での体温とはいえません。しかし、体温計をわきにしっかりはさむと、わきの下を通る血管（動脈）の温度に近い温度がはかれます。わきを閉じてはかることから、気温の影響を受けて皮膚の温度が上がったり下がったりすることもありません。この温度を「平衡温」といい、コア温に近いことから、一般的に体温とみなされているのです。

健康なときにわきの下ではかった体温を、一般に「平熱」といいます。病院などでは、わきの下のほかに、舌の下や鼓膜などで平熱をはかることがあります。

個人差はありますが、平熱はだいたい36〜37℃です。健康な状態のときの自分の平熱を知っておくと、かぜなどの感染症にかかったりしたとき、体温がどれだけ上がったのかがわかります。

『体温のバイオロジー』（メディカル・サイエンス・インターナショナル）P167の図より作成

わきを閉じてから平衡温になるまでの変化

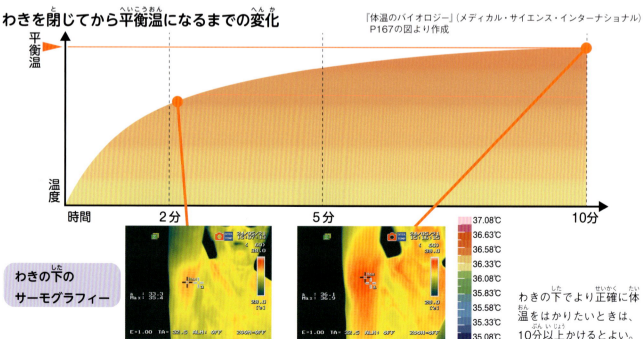

わきの下のサーモグラフィー

わきの下でより正確に体温をはかりたいときは、10分以上かけるとよい。

発熱か発熱でないかの判断はむずかしい

多くの人は、かぜをひいて熱が出たことがあるでしょう。平熱より1℃以上高くなり、体がだるくなったり、頭が痛くなったりすることを、一般的に「発熱する」といいます。感染症法という法律では、37.5℃以上が「発熱」、38℃以上になったら「高熱」とされています。

ただし、体温は1日の中で約1℃の変動があり、早朝に下がり、夕方に上がることがわかっています。平熱が37.0℃の人が体温をはかって37.5℃だった場合、ほかに症状がなければ発熱とはいえません。一方で、平熱が36℃の人が37℃になり、鼻水が出たりしていたら発熱といえるでしょう。発熱か発熱でないかの判断は、むずかしいのです。

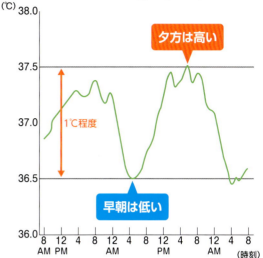

健康な人の1日の体温（直腸温）の変化
Scales EW Vander A J et al.:J Appl Physiol 65,1988より作成

発熱するのは悪いこと？

かぜなどの感染症にかかったりすると、発熱して体がつらくなります。

発熱のはたらきを考えるうえで、参考になる実験があります。ことなる環境温度で飼育し、体温を変えたトカゲを細菌に感染させ、その後の生存率をくらべるというものです。

感染3日目の生存率は、34℃でほぼ0％、36℃で約25％、38℃で約40％、40℃で約70％、42℃でほぼ100％でした。体温が高いほど、感染への耐性が強かったのです[*1]。また、最近の研究では、環境温度を高めて基礎体温を38℃以上にしたマウス（通常は37℃）は、腸内細菌が活性化し、インフルエンザウイルスや新型コロナウイルスに対する抵抗力が高まったといわれます[*2]。

ウイルスや細菌から体を守るしくみを「免疫」といいます。体温が上がることで、この免疫のはたらきが高まると考えられるのです。

ただし、体温が42℃を超えると、タンパク質でできている酵素[*3]が変性するため（→11ページ）、免疫のはたらきも低下します。免疫のはたらきは、体温が平熱よりも少し高いくらいのときにもっとも高まると考えられます。

びっくり！体温のふしぎ　体温計の発明と進化

イタリアの医学者サントリオ（1561〜1636）は、右の図のようなガラス管を使った体温計を発明しました。日本では1920〜1980年代、水銀を利用した、ガラス製のアナログ体温計がよく使われていました。しかし、ガラスが割れて水銀が飛び散る危険があるため、現在では、半導体などの電子センサーや、赤外線センサーを用いたデジタル体温計が使われています。

サントリオのガラス管のイメージ図

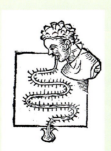

球のほうを口でくわえ、もう一方を水の入った容器の中に入れる。すると、口の中の熱でガラス管内の空気がふくらみ、水をおし上げる。この水位の変化を見て体温をはかっていた。

*1　Kluger MJ et al.（1975）Fever and Survival. Science 188:166-168
*2　Nagai, M., Moriyama, M., Ishii, C. et al.（2023）High body temperature increases gut microbiota-dependent host resistance to influenza A virus and SARS-CoV-2 infection. Nat Commun 14,3863
*3　生体内で、物質の分解や合成などの化学反応（代謝）を効率的に進める、タンパク質でできた物質。

低体温症とは

体温が高いと免疫のはたらきが高まります。では、体温が低いと何が起こるのでしょうか。

低体温症の症状

	体温	症状
軽症	35〜32℃超	換気量上昇(呼吸数が増える) ふるえあり
中等症	32〜30℃超	ふるえが消失 意識障害が出現(おかしな言動がある)
中等症	30〜28℃超	換気量低下(呼吸数が減る) 循環動態不安定(血圧が低下、脈が遅くなる)
重症	28℃以下	意識がなくなる 死亡にいたる不整脈発生の危険性が非常に高い

体温によって症状はことなり、低ければ低いほど重くなる。

● コア温が35℃以下になると低体温症

病気になったとき、体は発熱して病原体を攻撃します。そして病気がなおると、また平熱にもどります。

一方、冷たい海に転落したり、雪山で事故にあったりして、寒い場所に長時間とどまっていると、体温がとても低くなることがあります。体外へにげていく熱が、体内で生まれる熱を上回ることで起こるのです。事故でなくても、冷たい地面にすわっていたり、風にあたっていたり、体を動かさずにじっとしていたりすると、体外へにげていく熱のほうが多くなることがあります。

コア温が35℃以下になった状態を「低体温症」といいます。35〜32℃超が軽症、32〜28℃超が中等症、28℃以下が重症に分類されます。

家の中にいても、体力のない乳幼児や高齢者は低体温症になることがあります。冬の寒い日に暖房などを入れずにいると、体温が下がり、最悪の場合は死にいたることもあります。

また、気温が15〜19℃でも、低体温症になることがあります。

低体温症になると、思うように体を動かせない！

人は、コア温が35℃以下になると、思うように体を動かせなくなります。

低体温症になると、はじめは体がふるえます。また、手足の血管がちぢんで、指先に血液がうまく運ばれなくなります。すると、指先が動かなくなったり、うまく話せなくなったりします。

低体温の状態が続くと、やがて判断がにぶくなり、気を失うこともあります。コア温が32℃以下の中等症や、28℃以下の重症になると、死の危険がせまります。中等症以上の死亡率は、約40％といわれています。

32℃以下まで体温が下がると、自分の力で体温を上げることがむずかしくなります。病院で治療を受けて体温を上げたとしても、別の病気になる可能性があります。

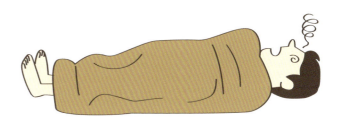

平熱が「低体温」の人が増えている

低体温症ではないけれど、平熱が35℃台とやや低い、一般に「低体温」とよばれるような人が増えています。その原因の多くは、運動不足による筋肉量の低下だといわれています。筋肉は、ものを持ったり、走ったりするときなどに使われますが、同時に体内で熱をつくっているからです。

筋肉量が多いほど、基礎代謝が活発になることがわかっています。逆にいえば、筋肉が少ないと基礎代謝のはたらきが弱まり、体内でつくる熱が少なくなります。これが低体温の原因です。

日ごろから運動をして、筋肉量を増やしておくことはとても重要なのです。

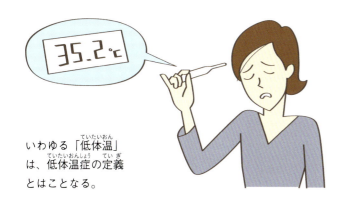

いわゆる「低体温」は、低体温症の定義とはことなる。

びっくり！体温のふしぎ　もしかして低体温症？

低体温症の正確な定義は「コア温が35℃以下になり、体のふるえなどの症状が出ること」なので、できるだけコア温に近い体温をはかる必要があります（→20ページ）。ここでは、正しい体温のはかり方を紹介します。

①左わきの下の汗をしっかりふきとり、体温計を右手に持ちます。左わきのくぼみに体温計の先をあて、体温計を下から上におし上げるようにしてはさみます。

②体温計が上半身に対して30度くらいの角度になるようにはさみ、左手のひらを上にむけ、左ひじをわき腹にくっつけてしっかり閉じます。さらに右手で左ひじを軽くおさえます。

なお、ごはんを食べた直後、おふろから出た直後、運動をした直後や、家に帰ってきてから30分間は、体温をはかるのに適さないのでさけましょう。

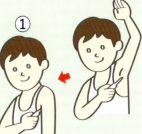
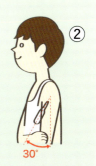

恒温動物と変温動物

人は、体温を一定に保ちますが、体温が一定ではない動物もいます。そのちがいを紹介します。

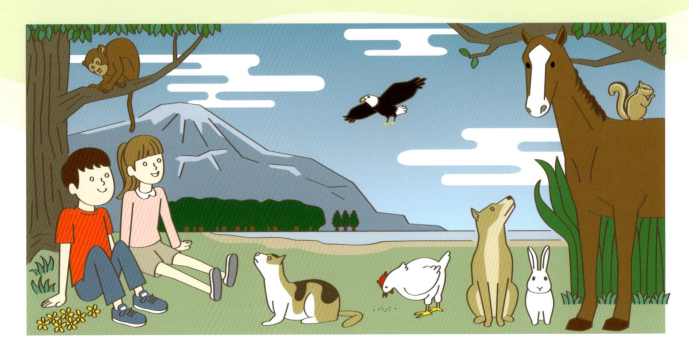

🟣 生きていくため、体温を一定に保つ恒温動物

　人は、気温が変化しても体温をほぼ一定に保つことができる「恒温動物」です。体をさわるとあたたかいことから、「温血動物」ともよばれます。人と同じほ乳類のイヌ、ネコ、サル、ウサギ、リス、ウマなどのほか、鳥類のニワトリやワシなども、恒温動物です(＊)。
　恒温動物は、生きていくために代謝を行っており、体内ではつねに熱が生まれています。また、体温（コア温）が下がると、酵素のはたらきが低下するため、体温を保つ必要があります。酵素がもっともはたらきやすい温度を「至適温度」といい、人の場合は体温より少し高い温度です。
　代謝によって体温を保つためには、エネルギーを得られる栄養素をたくさんとる必要があります。そこで恒温動物は、食べ物がない場合にそなえて、筋肉や脂肪に栄養素をたくわえています。筋肉や脂肪は熱をにがしにくいため、体温を保つうえでも役立っているのです。

＊「恒温動物」「変温動物」の定義に当てはまらない動物もいることがわかったため、最近では、体温の熱源を体内にもつ動物を「内温性動物」、外部に依存する動物を「外温性動物」とよぶことも多い。

環境に合わせて体温を変化させる変温動物

恒温動物とはことなり、気温や水温など、生活する環境の影響を大きく受けて体温が変化する動物を「変温動物」といいます。変温動物は、まわりの環境の温度の影響を受けやすく、体温はまわりの温度と同じか、やや高いものが多いです。体をさわると冷たく感じることから、「冷血動物」ともよばれます。

変温動物にふくまれるのは、魚類、ヘビやトカゲなどのは虫類、カエルやイモリなどの両生類、貝やタコ、イカなどの軟体動物、チョウやカブトムシなどの昆虫類などです。まわりの温度と体温の差が小さいため、少ないエネルギーで生きていくことができます。

ただし、変温動物も体温が極端に下がってしまうと、生きていくことができません。そのため、気温が下がる冬になると、カエルやヘビは土の中や川の水底ですごします。じっとしているため、エネルギーをほとんど必要としません。

魚類	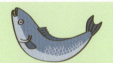	生まれてから死ぬまで水の中で生活する。卵から生まれ、体がうろこでおおわれている。えら呼吸を行い、背びれ・尾びれなどの「ひれ」を使って移動する。
は虫類	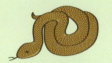	魚類から進化した陸上で生活する動物。卵から生まれ、体がうろこでおおわれている。肺呼吸を行う。
両生類	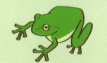	水中と陸上の両方で生活できる動物。魚類から進化したがうろこはない。カエルは、成長とともに体の形を変えていく。子どものときはえら呼吸、大人になると肺呼吸をする。
軟体動物	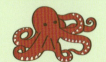	体がやわらかな動物。頭・内臓・足に分かれ、背骨がない。基本的に卵から生まれる。硬い殻もしくはトゲをもつものもいる。
昆虫類	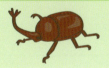	頭部・胸部・腹部に分かれ、胸部に6本の足と4枚の羽がある。腹部で食べたものを消化し、呼吸を行う。クモやダンゴムシは昆虫ではない。

びっくり！体温のふしぎ　冬眠をする動物

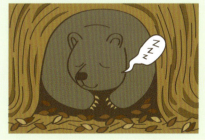

恒温動物のほ乳類は、自分の力で体温を一定に保てるため、冬眠しないといわれています。しかし、クマは例外で、食べ物が少ない冬は冬眠をします。10月ごろから木の実などをたくさん食べ、体に脂肪をたくわえて準備をはじめます。だいたい12月から4月ごろまで眠ってすごし、あたたかい春がくるのを待ちます。このとき、クマの種類にもよりますが体温は33℃ぐらいになり、呼吸や心拍数を減らしてエネルギーの消費を低下させます。

なお、十分な食べ物があれば冬眠する必要がないため、動物園のクマは冬眠をしません。

ヘビやカエル、カメ、昆虫などの変温動物の一部は、冬のあいだ、温度変化の影響を受けにくい土の中や水の底で冬眠をします。

気温・体温のふしぎ

高体温を保つ変温動物

恒温動物のように体温を高く保つ変温動物がいます。

オカダトカゲの生き残る工夫

東京都の伊豆諸島に、変温動物の「オカダトカゲ」というトカゲがいます。伊豆諸島のうち、神津島と御蔵島にはオカダトカゲの天敵であるシマヘビがいますが、三宅島にはいません。それぞれの島のオカダトカゲの体温をはかると、三宅島のものは32℃で、神津島と御蔵島のものは36℃でした。

体温は代謝と関係しており、高いほうが運動能力が高くなります。神津島と御蔵島のオカダトカゲは、鳥などに捕食される危険があっても、日光をあびることで体温を上げ、シマヘビからにげる能力を高めていると考えられます。

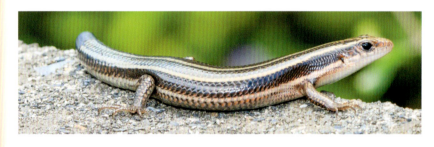

伊豆諸島に生息するオカダトカゲ

冷たい海を泳ぐのにコア温が31℃

変温動物のクロマグロとホホジロザメは、冷たい海にすんでいるにもかかわらず、コア温が31℃もあります。ほかの魚類とことなり、高い体温を維持するしくみをもっているからです。

筋肉で生じた熱は血液に伝わり、静脈を通って心臓にもどります。これはどの魚類にも共通していますが、クロマグロとホホジロザメは、静脈と動脈が体の中心部分でとなりあう構造になっています。そのため、静脈の熱が動脈にも伝わり、血液がたえずあたためられることで、高いコア温を維持できるのです。ほかの大型魚類とちがって高速で泳げるのも、コア温が高いからだと考えられています。

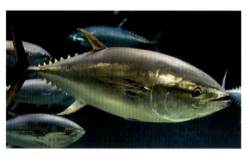

世界中に広く分布するクロマグロ

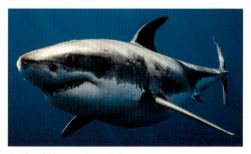

日本の近海にも多く生息するホホジロザメ

パート3

体温を調節するしくみ

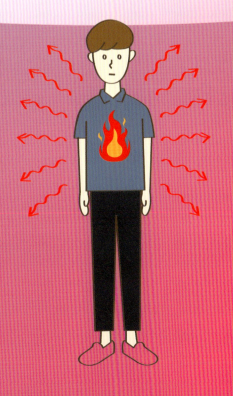

体温調節とは

体温調節とは何でしょう。なぜ必要なのでしょうか。また、何を調節するのでしょうか。

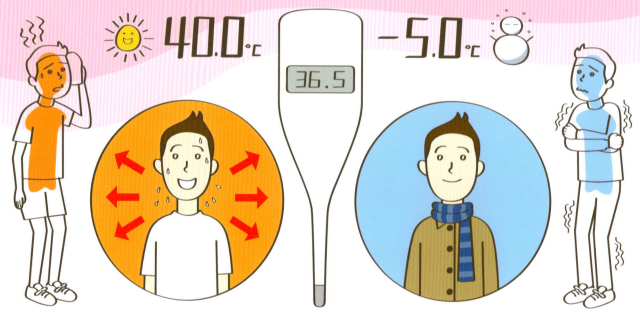

気温が40℃でも、−5℃でも、体温調節によって体温は一定に保たれる。

シェルとコアに分かれた体に必要な体温調節

　細菌やアメーバなどの単細胞生物は、体全体がまわりの環境温度の影響を受けるので、一定の温度でないと活動することができません。そのため、細菌のはたらきを利用した発酵食品などをつくるときは、環境温度をその細菌が増殖しやすい温度にする必要があります。

　一方、多細胞生物は、細胞が増えて巨大化したことで、体が、環境の影響を強く受けるシェル（被殻部）と、自分の代謝で生じる熱の影響を強く受けるコア（中心部）に分かれています。また、進化とともに細胞の分化が進み、さまざまな組織、器官ができて、それぞれことなる役割をになっています。そして、すでにふれたように、人が生きていくために重要なのは、体の中心の器官（臓器）が集まるコアの温度です（→19ページ）。

　つまり、シェルとコアに分かれた体において、コア温を一定に保つようにコントロールするのが体温調節なのです。

人は熱を放出しながら生きている

人は、食事などで摂取したエネルギーを、基本的な生命活動や運動などの身体活動に利用しています。これらの活動によって、摂取したエネルギーの約80％は、体内で熱に変わります。

たとえば、体重50kgの人が1日に2500キロカロリーを摂取し、熱を体外にいっさい放出しないとすれば、計算上、37℃の体温は77℃になります（ミニコラム参照）。これをさけるため、人はつねに熱を体外に放出しながら生きているのです。

一般的には、外の気温（外部環境温度）よりも体温のほうが高いため、熱は温度が高い体内から体外へ自然と放散されます。

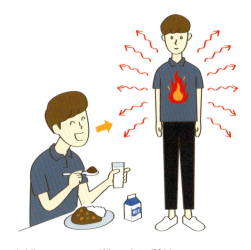

食事をしたあとは体から熱が放散されている。

体温調節では、熱産生と熱放散のバランスをとっている

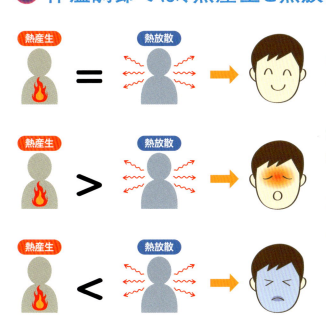

熱産生と熱放散（→18ページ）の量が同じなら、体温は一定に保たれます。暑くも寒くもない状態です（→13ページ）。

しかし、気温が低い環境では、熱産生より熱放散が増えます。そのままでは体温が下がってしまうので、暖房を入れたり厚着をしたりして、熱放散を防いでいます。逆に、気温が高い環境にいたり、運動をして筋肉で多くの熱が発生したりすると、熱放散より熱産生が増え、体温が上がります。そのため、冷房を入れたり、汗をかいたりすることで熱放散を増やします。

体温調節では、この熱産生と熱放散のバランスをとっているのです。

びっくり！体温のふしぎ　　人はどれだけ熱をつくっている？

人は、食事でエネルギーを摂取することにより、体内で熱をつくっています。食事の熱量（エネルギー）はカロリーという単位であらわされます。

1カロリーは1gの水を1℃上昇させるエネルギーです。そのエネルギーの約80％は体内で熱に変わるため、2500キロカロリーの食事を摂取すると、約2000キロカロリーが熱になります。これは50kgの水を40℃上昇させるエネルギーです。

人の体の水分は約60％ですが、ほかの成分も水と同じように、1gが1カロリーで1℃上昇すると仮定するなら、体重50kgの人が2500キロカロリーを摂取すると、2000キロカロリー分が熱に変わるので、体温が40℃上昇することになります。

セットポイント体温とは

人が体温調節を行うとき、体の中ではどのようなしくみがはたらいているのでしょうか。

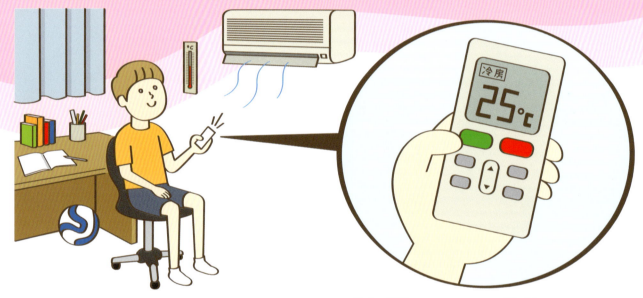

エアコンで温度を調節するようなしくみが体の中でもはたらいている。

🔵 人の体温調節は、エアコンの温度調節と似ている

　人が体温を調節するしくみは、エアコンのしくみと似ています。エアコンには、以下の3つの機能があります。
①部屋の中を何℃にするか、リモコンで設定する
②エアコン内の温度センサーが部屋の中の温度をはかる
③部屋の空気を冷やす・あたためる（熱交換）
　①のように、あらかじめ設定した温度のことを「セットポイント温度」といいます。セットポイント温度と部屋の温度にずれがあれば、クーラー機能やヒーター機能による熱交換が行われます。セットポイント温度と部屋の温度が同じ場合には、クーラー機能もヒーター機能も作動しません。
　じつは、人の体でもこれと同じようなことが起こっているのです。体温調節では、「セットポイント体温」にしたがい、この温度と実際の体温とのずれを感知しながら、体温を上げたり下げたりします。
　なお、セットポイント体温とは体が設定したコア温で、多くの人は37℃前後です[*]。

[*]エアコンのような単一のセットポイント体温は存在しないが、ここでは体温調節を理解するための概念としてこの用語を用いている。

体温調節にはさまざまな器官や組織がかかわっている

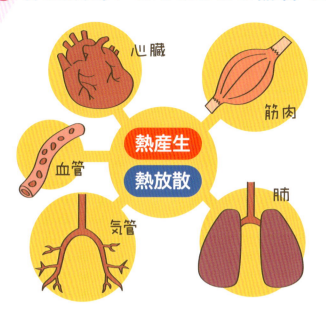

体温調節のために熱をにがしたり、生みだしたりする器官や組織を「体温調節の効果器（エフェクター）」といいます。人の体の中には、全身に血液を送るためのエフェクター（心臓や血管）、呼吸にかかわるエフェクター（気管や肺）、運動にかかわるエフェクター（筋肉）などがあります。それらのほとんどが特定の役割をもっています。しかし、体温調節については特定のエフェクターというものがなく、本来ことなる役割をもついくつかのエフェクターが少しずつかかわっている点が特徴的です。

フィードバック調節とフィードフォワード調節

セットポイント体温と実際の体温（コア温）にずれが生じると、体温調節のエフェクターがはたらき、そのずれをなくそうとします。このように、制御対象（ここではコア温）の変化を感知して、調節機能をはたらかせることを「フィードバック調節」といいます。

しかし、人の体温調節はこれだけではありません。たとえば、冬にあたたかい家から寒い外に出ると、体がふるえます。皮膚が冷たい空気を感知して、このままではいずれコア温が下がると体が判断し、ふるえることで筋肉を動かして、熱を生みだしているのです。このように、制御対象の変化を先読みして調節機能をはたらかせることを「フィードフォワード調節」といいます。

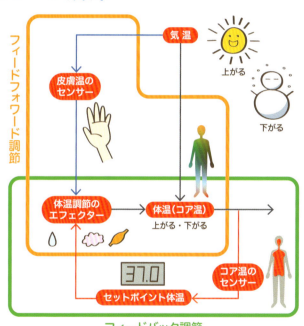

フィードバック調節では、制御対象であるコア温が変化してから、体温調節のエフェクターを機能させるが、フィードフォワード調節では、コア温が変化する前に、体温調節のエフェクターを機能させる。

感染症にかかるとセットポイント体温が上がる

かぜやインフルエンザなどの感染症にかかったりすると、免疫のはたらきを高めるために、高いセットポイント体温が設定されます。たとえば、セットポイント体温が38.5℃だと、実際の体温はセットポイント体温よりも低いため、体温を上げようとします。

かぜのひきはじめに寒気を感じて体がふるえるのは、セットポイント体温まで、実際の体温を上げようとしているのです。

パート3　体温を調節するしくみ　31

体のクーラー① 皮膚血管

コア温が高くなったとき、人は熱をどうやってにがしているのでしょうか。

● 体内で生じる熱を外へにがしているのは皮膚血管

人の体のコアとシェルの間には、筋肉と脂肪があり、ふだんは体の中心の熱をにがさないようにする役割があります。しかし、体の中心の熱が増えたときには、皮下組織深くにあって筋肉と脂肪から皮膚につながる皮膚血管で熱の通り道をつくり、コアで高温になった血液を体表に再分布させることで、熱を外へにがします。

心臓を出た血液は、皮膚血管の「細動脈」という血管を通ります。細動脈は外膜、中膜、内膜の3つの層からなり、中膜にある「平滑筋」という筋肉が、血管径（血管の直径）を大きくしたり、小さくしたりして、血液が流れる量を調節しています。血管径が大きくなると、たくさんの血液が流れます。

たとえば運動時には、細動脈の血管径を大きくして、筋肉に流れる血液を増やし、内臓に流れる血液を減らしながら、脳には一定の血液が流れるように調節しています。皮膚血管の細動脈を通った血液は、皮膚の毛細血管（平滑筋がない血管）へ流れます。皮膚に多くある毛細血管は、コアで高温になった血液を短時間で皮膚表面に送ることで熱をにがし、効率よく体を冷やします。

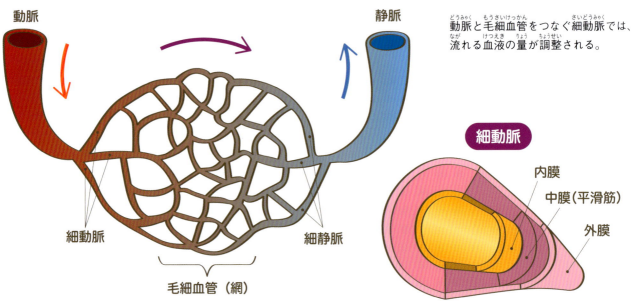

動脈と毛細血管をつなぐ細動脈では、流れる血液の量が調整される。

血液がたくさん流れると顔や手足が赤くなる

細動脈の血管径を調節しているのは、自律神経の交感神経です（→41ページ）。細動脈は全身にあり、通常は、交換神経の活動が高まると、平滑筋の収縮で血管径が小さくなり、低下すると平滑筋の弛緩で血管径が大きくなります。

しかし、皮膚血管の細動脈については、コア温が上昇すると、平滑筋が弛緩するだけでなく、血管径が積極的に拡張することがわかっています。コア温の上昇が続くと、このはたらきで皮膚血管が大きく拡張します。

運動して暑くなったとき、顔が赤くなったり、手足があたたかくなったりするのは、皮膚血管が拡張して血液がたくさん流れるためです。

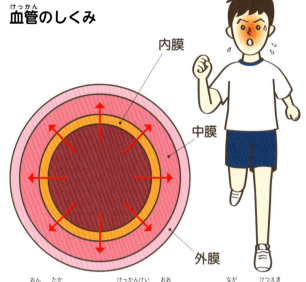

血管のしくみ

内膜／中膜／外膜

コア温が高くなると、血管径が大きくなって流れる血液の量が増える。

コアとシェルの熱の通り道を調節するAVA

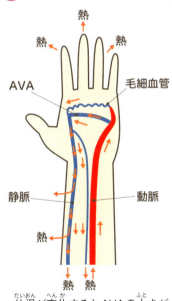

体温が変化するとAVAの太さが変わる。

心臓から出た血液は、通常、動脈を通って毛細血管に流れ、静脈を通って心臓にもどります。しかし、手足の末端や顔の一部には、これとは別に毛細血管に枝分かれする前の動脈と静脈とを直接つなぐ、やや太い血管である「動静脈吻合（AVA）」があります。

AVAは体温の変化にしたがって太さが変わります。たとえば手のひらなら、体温が下がるとAVAが収縮し、血液はおもに毛細血管を通って前腕の中心部にある静脈へ流れます。この静脈は動脈ととなりあう構造になっているため、静脈の血液は動脈の熱であたためられて心臓にもどります。

一方、体温が上がるとAVAが拡張し、多くの血液がAVAを通って、前腕の中心部の静脈だけでなく皮膚表面近くの静脈にも流れます。これによって、血液が動脈にあたためられすぎるのを防ぐとともに、熱を体外へ放散しているのです。AVAがもっとも拡張したときは、毛細血管の1万倍の血液が流れます。

びっくり！体温のふしぎ　なぜ、緊張すると手が冷たくなるの？

皮膚血管は、かならずしも体内で生じる熱をにがすためだけに使われているわけではありません。たとえば、緊張すると、手がとても冷たくなります。これは、AVAが収縮したために、皮膚表面へ流れる血液の量が必要以上に減るからです。このような反応は運動の開始時にも見られ、筋肉へ血液を急速に送るためだと考えられています。

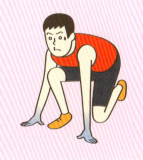

体のクーラー② 汗腺

夏の暑さがきびしいときは、汗をかくことが大事だといわれます。なぜでしょうか。

汗腺があるから人は体温を保つことができる

気温が高くなったときや運動などで体内での熱産生が増えたとき、人はほかの多くの恒温動物とちがって汗をかくことができます。汗は「汗腺」でつくられ、「汗孔」を通って皮膚に出て蒸発します。このときの気化熱で皮膚表面からの熱放散が増え、コア温が下がるのです。ブタ、ウマ、ウシ科の動物も汗をかきますが、その汗が体温調節のためにはたらいているのかどうかはわかりません。

右の図は、さまざまなほ乳類の体温と気温の関係を示したものです。どの動物も気温が体温を超えたあたりで、体温をうまく調節できなくなっていることがわかります。一方、人は気温が10℃以下でも40℃以上でも、体温をうまく調節して一定に保つことができます。

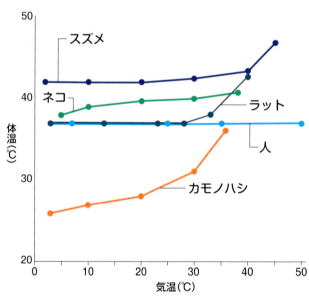

ほ乳類の体温と気温の関係

人間以外のほ乳類は、気温が体温より上がると、体温を一定に保ちにくくなる。ラット（ネズミ）は、気温が体温より高くなると体温が一気に上がる。

汗を出せる汗腺の数は幼児期に決まる

人の体表には300万〜500万個の汗腺があります。このうち、実際に汗を出す汗腺を「能動汗腺」といいます。能動汗腺の数は生育環境による影響が大きく、幼児期には決まると考えられています。昔は、暑い場所で幼少期をすごした人は能動汗腺数が多く、寒い場所で育った人は能動汗腺数が少ないといわれていました。しかし、現代ではエアコンがかなり普及し、気温が高い地域でも部屋の中は寒いくらいです。能動汗腺数は、昔と今ではちがっているかもしれません。

体温調節をしないアポクリン腺と、するエクリン腺

汗腺には、アポクリン腺とエクリン腺の2種類があります。

アポクリン腺は、わきの下やおしりのあなのまわりなどに多く分布しています。汗孔は毛穴の中にあり、においのもととなるタンパク質や脂肪をふくむ汗を出します。アポクリン腺から出る汗は、少しべたついていて、体温調節に関係しません。

エクリン腺は、耳の穴などの一部をのぞく全身の皮膚にあり、毛がはえている部分の汗孔は、皮膚のしわの溝のところにあります。汗が粒にならず溝に広がって蒸発しやすくするためだと考えられます。

一方、毛がはえていない手のひらや足のうらなどの汗孔は、皮膚のしわの盛り上がったところにあります。これは、もともと汗がすべり止めとしてはたらいていたためだと考えられます。エクリン腺から出る汗の大部分は水分で、蒸発によって体温調節が行われます。

汗腺のしくみ

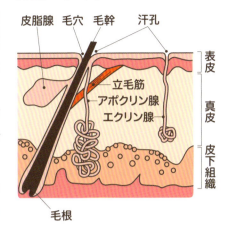

手のひらの汗孔は目で見ることもでき、汗が出るところがわかる。

汗をかくと体液が失われる

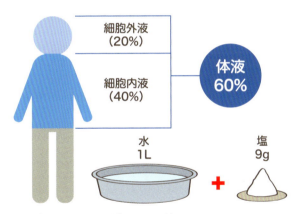

細胞外液は、1Lの水に9gの塩をくわえてつくる0.9%の食塩水に近い成分でできている。汗をなめるとしょっぱいのはこのため。

暑い地域で生活している人や運動習慣がある人は、1時間あたり2L（人によっては3〜4L）の汗をかきます。

汗は体の水分からつくられます。人の体内にある水分を「体液」といい、体重の約60％をしめています。体液は、体を構成する細胞の中にふくまれる水分である「細胞内液」と、血液の液体成分である血漿、細胞の周囲を満たす間質液、細胞の間を流れるリンパ液などの「細胞外液」に分かれます。汗は細胞外液からつくられます。

体温調節のために汗をかきつづけると、体液はどんどん失われていきます。そのため暑いときには、水分補給をして体液を十分におぎなうことが大事です。

びっくり！体温のふしぎ 暑いときにかく汗と緊張したときにかく汗

暑いときに外を歩いたり、運動をしたりすると、体が熱くなって汗をかきます。これは体温を下げるための汗で、「温熱性発汗」といい、エクリン腺から出ます。一方、人前に立って緊張したり、おばけ屋敷に入って"ヒヤッ"としたりしたときに出てくる汗を「精神性発汗」といいます。

これまでは、温熱性発汗は手のひら、足のうら以外の全身の汗腺から、精神性発汗は手のひら、足のうら、わきの下などの限られた部位の汗腺から発汗すると考えられていましたが、部位的な差はないことがわかってきました。

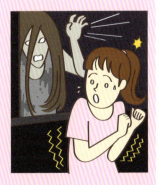

パート3 体温を調節するしくみ

熱をためない体のしくみ

人の体には、皮膚血管からの放熱や発汗以外にも、熱をためないためのしくみがあります。

シロクマの体の熱を外へにがさないしくみ

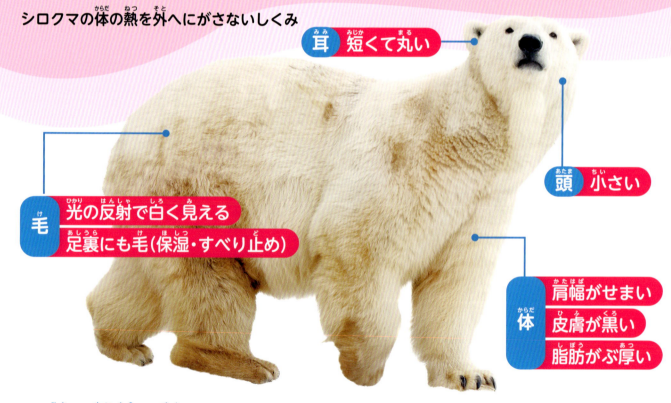

- 耳：短くて丸い
- 頭：小さい
- 毛：光の反射で白く見える／足裏にも毛（保湿・すべり止め）
- 体：肩幅がせまい／皮膚が黒い／脂肪がぶ厚い

● 人は体毛が少ない

人以外の多くの動物は、シロクマのように全身が毛でおおわれています。体毛は皮膚を守るとともに、皮膚とまわりの空気の間に空気の層をつくり、断熱効果を生みだします。体内の熱が外へにげるのを防ぐ役割があるのです。ダウンジャケットを着るとあたたかく感じるのは、ダウン（羽毛）が体毛のかわりになり、あたたかい空気の層をつくるからです。

人の体は、シロクマのように毛でおおわれているわけではありません。これは、体に熱をためないためのしくみのひとつと考えられます。体毛がないと、体のまわりにあたたかい空気の層ができないため、皮膚からの熱放散がかんたんにできるからです。

人は手足が長い

手足が長いことも、体に熱をためないしくみのひとつです。体内の熱産生の量は体重に比例し、熱放散の量は体の面積（体表面積）に比例します。そのため、体表面積を体重で割った、体重1kgあたりの体表面積が大きいほど、熱放散の効率がよくなります。手足が長いと体表面積が大きくなるので、それだけ熱を放散しやすくなるのです。

これは、逆に言えば、体重1kgあたりの体表面積が小さいほど、体温を保ちやすいことになります。寒冷地に大型動物が多いのは、そのためだといわれます。サイコロのような立方体を考えればわかりますが、1辺を2倍の長さにすると体積は8倍になりますが、表面積は4倍にしかなりません。それだけ、熱放散の量が少なくなって、体温を保ちやすくなるのです。

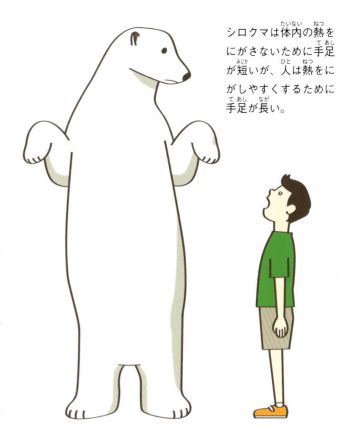

シロクマは体内の熱をにがさないために手足が短いが、人は熱をにがしやすくするために手足が長い。

脳を冷やす？ 副鼻腔

副鼻腔（鼻の周囲にある空洞）は、冷たい吸気で脳の周囲の血液を冷やしていると考えられています。また、吸った外気を体温近くまであたため加湿してはく呼吸は、熱放散に役立っています。ただ、このしくみがどれほど体温調節に有効であるかはわかっていません。

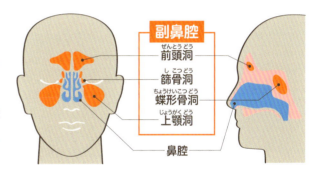

びっくり！体温のふしぎ　寒いと鳥肌が立つのはなぜ？

体毛の毛穴のひとつひとつにも小さな筋肉があり、これを「立毛筋」といいます。寒さを感じると立毛筋が収縮して毛穴が閉じ、毛がぴんと立ち上がり、毛穴のまわりがやや盛り上がります。これが「鳥肌が立つ」状態です。

寒いと鳥肌が立つのは、かつて体毛をもっていた人の祖先のなごりで、毛を逆立てて断熱効果を高めようとしていると考えられます。しかし、体毛がほとんどない現在の人の鳥肌には、断熱効果はほとんどありません。

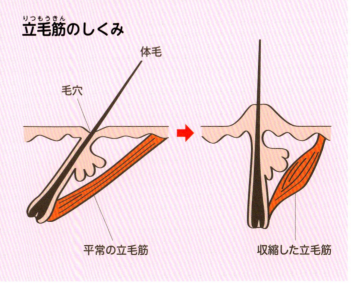

立毛筋のしくみ

パート3　体温を調節するしくみ　37

温度を感じるしくみ（センサー）

人の体の中には、温度を感じるセンサーの役割をはたしている部分があります。どこでしょうか。

主観的な温度感覚と皮膚温・コア温の関係

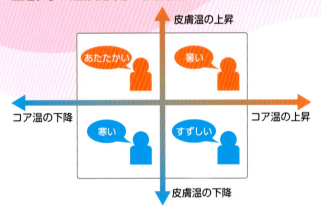

運動をしてコア温が上がったとき、皮膚に冷たい水をかけるとすずしく感じる。

● 温度感覚には2種類ある

人が温度を感じる感覚には2種類あります。ひとつは「客観的な温度感覚」です。たとえば、お湯にさわると熱いと感じたり、氷水にさわると冷たいと感じたりする感覚のことです。人はだれでも、ほぼ同じような客観的な温度感覚をもっていると考えられます。

もうひとつは、その物体の温度が自分の体にとって好ましいのか、そうでないのかを判断する「主観的な温度感覚」です。たとえば、エアコンで20℃に設定された部屋をすずしいと感じる人もいれば、寒いと感じる人もいます。

● 主観的な温度感覚とコア温

2つの温度感覚のちがいを示す実験があります。お湯と冷水のバスタブを用意し、それぞれに一定時間入浴後、左の前腕だけバスタブ内とはちがう温度の水につけてもらい、その温度をどのように感じたかを答えてもらうというものです。

熱いか冷たいかという客観的な温度感覚は、お湯と冷水のどちらの入浴の場合も同じでした。しかし、その温度が好ましいかどうかを判断してもらう主観的な温度感覚は、ちがった結果になりました。左腕を入れた水が冷たい場合、お湯の入浴（コア温が高い）では心地よく感じられ、冷水の入浴（コア温が低い）では不快に感じられたのです。

この実験から、主観的な温度感覚はコア温の影響を強く受けることがわかります。

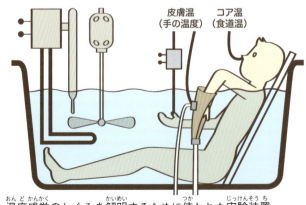

温度感覚のしくみを解明するために使われた実験装置。

温度を感じるセンサー「温度感受性TRPチャネル」

皮膚や目、耳などが外から受けとった刺激を脳に伝える神経を「感覚神経」といいます。感覚神経の細胞膜上には、「TRPチャネル(*)」という、外部からの刺激を感じるセンサーがあります。

TRPチャネルにはいくつかのグループがあり、温度を感じるグループを「温度感受性TRPチャネル」といいます。このTRPチャネルは、さらに反応する温度域で分けられます。たとえば、高温に反応するものにはTRPV1（43℃以上）、冷温に反応するものにはTRPA1（17℃以下）などがあります。熱いお湯のような高温や、氷のような低温は、やけどや凍傷の危険があることから、「侵害（有害）刺激」といいます。また、侵害刺激に反応するしくみを「侵害受容」といい、痛みによって危険が伝わります。

たとえば、熱い鍋のふたにさわったとき、「アチッ」と痛みを感じて、手をひっこめることがあります。これは、痛みによって危険を察知し、やけどするのを防いでいるのです。

感覚神経の細胞膜上にある

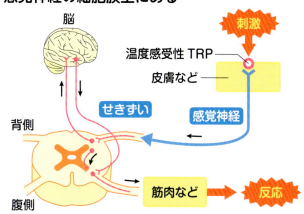

外部からの刺激を脳に伝える神経の上に温度のセンサーがある。

おもな温度感受性TRPチャネル

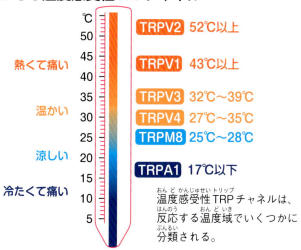

温度感受性TRPチャネルは、反応する温度域でいくつかに分類される。

コア温を感知する視床下部

温度感受性TRPチャネルの発見により、皮膚で温度を感じるしくみは解明されつつあります。

また、もっとも重要なコア温を感知するセンサーは、生命活動を維持している自律神経（→41ページ）の中枢である、脳の「視床下部」とよばれる場所にあることがわかっています。

視床下部の前部には、コア温を感じる神経である「温度感受性ニューロン」が多くあり、コア温の上昇・下降に反応して活性化します。そのメカニズムについてはよくわかっていませんが、これらの神経が、体のさまざまな体温調節のエフェクター（→31、41ページ）と連絡をとりあっていると考えられているのです。

びっくり！体温のふしぎ
辛いと"熱い"？ スースーすると"冷たい"？

43℃以上の温度に反応する温度受容体であるTRPV1は、唐辛子の辛み成分（カプサイシン）にも反応します。そのため、唐辛子を食べると熱く感じたり、くちびるやのどが痛くなったりします。

25〜28℃の冷たさに反応する温度受容体であるTRPM8は、湿布にふくまれるメントール成分にも反応します。そのため、湿布をはると冷たさを感じます。

カプサイシンもメントールも、温度感覚に「錯覚」を起こさせる成分であるともいえます。

＊TRPチャネル　五感とは別の温度や化学刺激を感じとる細胞の感覚センサー。TRPは、transient receptor potential という遺伝子の略語。

体温調節のしくみ（コントローラー）

暑さや寒さを感じたとき、人はどのようにして体温を調節しているのでしょうか。

自律性体温調節

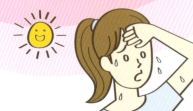
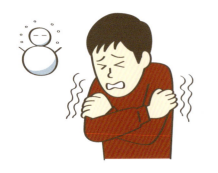

行動性体温調節

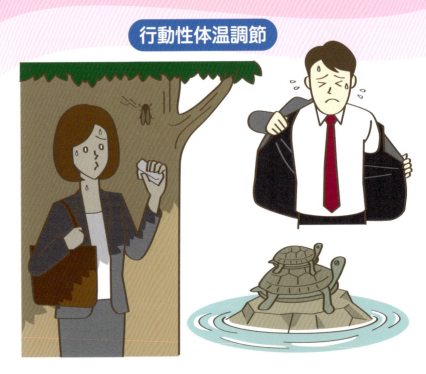

● 自律性体温調節と行動性体温調節の2種類がある

人は、暑さを感じたときは汗をかいて体の熱をにがそうとし、寒さを感じたときはふるえて体をあたためようとします。どちらも、気温の変化に対し体が無意識に反応して体温調節を行うことから、「自律性体温調節」といいます。人以外の恒温動物も、自律性体温調節を行います。

また、私たちは、暑いときに日かげに移動したり、上着をぬいだり、エアコンの冷房を入れたりします。このように、快適な温度環境をもとめて意識的に行動して体温を調節することを、「行動性体温調節」といいます。自律性体温調節ができない変温動物は、行動性体温調節を行います。たとえばカメは、気温が低い日は日光浴をして甲羅をあたためます。甲羅の下には毛細血管がはりめぐらされており、あたためると血液の循環がよくなり、活動できるようになります。

体を正常な状態に保つ自律神経

気温が高くなったり低くなったりしても、人のコア温がほぼ37℃に保たれるのは、自律神経がはたらいているからです。自律神経とは、生命活動を維持するために24時間、全身を自動的にコントロールする神経です。体温調節のほかに心臓を動かしたり、呼吸をしたり、食べたものを体内で消化したりすることで、体を正常な状態に維持するはたらきをしています。

体の器官や組織につながる自律神経には、交感神経と副交感神経の2つがあり、どちらかの神経が活動を高めると、もう一方の神経の活動が弱くなります。

体温調節はおもに交感神経

右の図は、交感神経と副交感神経のはたらきを示したものです。

31ページで説明したとおり、人の体で体温調節にかかわる多くの器官や組織を、体温調節の効果器（エフェクター）といいます。エフェクターのうち、たとえば汗腺や皮膚血管の多くは、交感神経のみが分布しています。そのため、体温調節はおもに交感神経が行っているといえます。

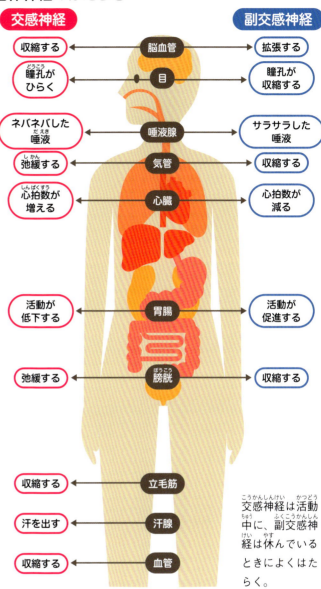

自律神経のはたらき

交感神経は活動中に、副交感神経は休んでいるときによくはたらく。

びっくり！体温のふしぎ　南極のペンギンの行動性体温調節

寒さを感じるとき、人は厚着をしたり、エアコンの暖房を入れたりします。野生の動物はどうしているのでしょうか。

−60℃にもなる南極にすむコウテイペンギンには、円陣をつくるように身を寄せ合って体をあたためる習性があります。体表面をふれ合わせることで、おたがいの熱を交換しており、この円陣の中心は37℃に達するといわれます。

寒いと不快に感じるときは、動物も体をあたためる行動性体温調節を行っているのです。

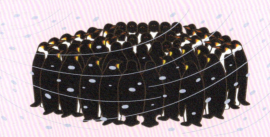

パート3　体温を調節するしくみ

熱中症とは①
原因とメカニズム

夏になると、熱中症にかかる人が増えます。熱中症はどのような病気なのでしょうか。

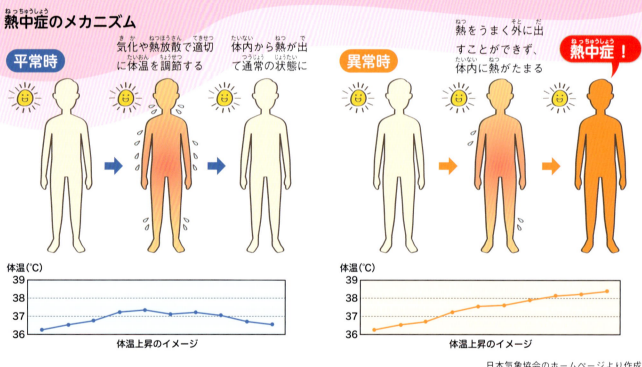

日本気象協会のホームページより作成

熱中症は、ほかの病気とは大きくことなる

熱中症は、「暑熱障害による症状の総称」とされています。暑熱障害とは、高温・多湿の環境（暑熱環境）で、体内の水分や塩分のバランスがくずれたり、体温調節機能などが低下したりすることで、体の組織や臓器に生じる障害です。

症状には、頭痛、めまい、吐き気、だるさ、下痢などさまざまなものがあり、この症状があれば熱中症という明確な診断基準はありません。しかし、重症度分類はあって、重症のものは「熱射病」とよばれています（→45ページ）。

熱中症には、重症になると短時間のうちに死にいたるおそれがある、健康な人でも突然発症することがある、健康で活動的であることが原因になるなど、ほかの病気とは大きくことなる特徴があります。そのため、発症したときは、医療関係者がいない状況での初期対応が重要になります。

熱中症の原因は「環境」と「個人」

人が熱中症になる原因は、おもに気温や湿度、ヒートアイランド現象などの「環境による因子」といわれています。とくに気温の急上昇は、熱中症と深い関係にあると考えられています。右のグラフは、東京消防庁管内の気温別の熱中症による救急搬送人員を示したものです。気温が30℃以上になると、救急搬送される人が一気に増えます。

また、体力や病気の有無、服装、体を動かしているかどうかなど「個人による因子」も、熱中症の原因になることがあります。

さらに、体が暑さに慣れる前の6月ごろに真夏日や猛暑日があると、服装やエアコンの準備が間に合わず、熱中症になる人が増えます。

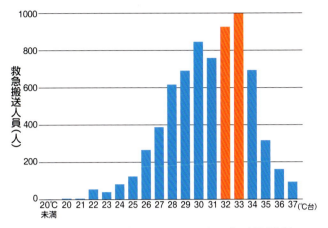

気温別の熱中症による救急搬送人員（2023年6〜9月）

気温が32℃台、33℃台のときに900人以上が救急搬送されている。

東京消防庁のホームページより作成

乳幼児や高齢者がかかる熱中症と、健康な成人がかかる熱中症

熱中症は、発症する年齢やその原因によって、2つに分けられます。

ひとつは、体温調節がうまくできない乳幼児や高齢者が、気温の上昇や暑い場所に長時間いることが原因で発症する「古典的熱中症」です。とくに、安静にしているときや寝ているときに発症しやすいといわれます。

乳幼児は暑くても自分で服を脱いだり、エアコンをつけたりできません。また、高齢者は暑さに対する感覚が弱かったり、ふだんから厚着をしたりすることがあります。そのため、健康な成人なら問題にならないくらいしか体温が上がらなくても、熱を体の外へにがすことができずに、熱中症になってしまうのです。

もうひとつは、健康な成人に起こる熱中症です。運動や肉体労働によって体温が急に上昇したとき、体内の熱をうまく放散できないと発症することから、「労作性熱中症」とよばれます。極端に暑い場所でなくても、運動をがんばりすぎたり、熱がにげない服装をしたりしていると、熱の産生と放散のバランスがくずれてしまうのです。

2つの熱中症のうち、死亡する確率が高いのは「古典的熱中症」です。労作性熱中症の原因が運動や肉体労働であることから、ふだんは健康に生活している人が多いからだと考えられます。

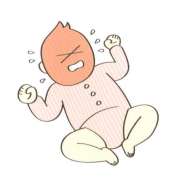 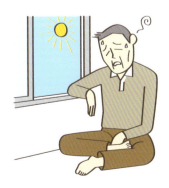 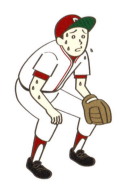 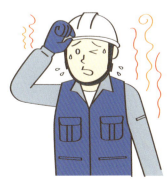

パート3 体温を調節するしくみ

熱中症とは② 症状と対処法

熱中症になると、どのような症状があらわれるのでしょう。また、どのように対処すればよいのでしょうか。

軽症

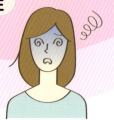
青白い顔をしてめまいを起こす

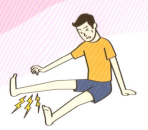
足がこむら返りする

中等症

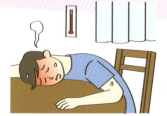
頭痛や吐き気がする

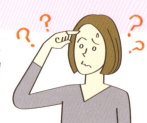
判断力が低下する

重症

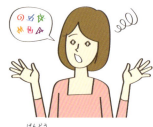
言動がおかしくなる

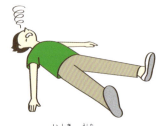
意識を失う

最重症

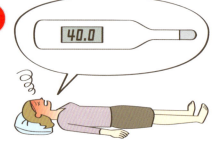
コア温が40℃以上になる

🔵 熱中症には4つの段階がある

熱中症には、軽症、中等症、重症、最重症の分類があります（日本救急医学会の分類）。

熱中症を発症すると、脱水状態や筋肉のけいれん、異常な体温上昇など、さまざまな症状が起こります。ほかの病気とはちがって、独立した病気ではないことがわかります。

重症度	状態
軽症（Ⅰ度）	応急処置で対処できるめまい、大量の発汗、こむら返りなど
中等症（Ⅱ度）	病院への搬送が必要となる頭痛、吐き気、全身のだるさや判断力の低下など
重症（Ⅲ度）	入院して集中治療の必要性がある意識障害やけいれんなど
最重症（Ⅳ度）	コア温（深部体温）が40℃以上で意思疎通ができない

大人とのちがい① 筋肉・皮下脂肪の量

子どもは、体の中心部（コア）と外部環境との間で断熱材としてはたらく筋肉や皮下脂肪の量が、大人とくらべて少ないため、気温が高くなると短時間のうちにコア温が上がってしまいます。

また、筋肉が少ないと体内の熱を産生しにくいため、気温が低いとコア温が下がりやすくなります。そのため、子どもは寒いときに低体温になりやすいのです。

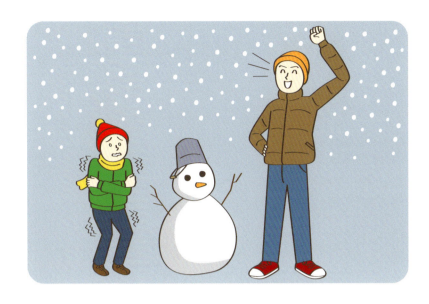

大人とのちがい② 発汗機能

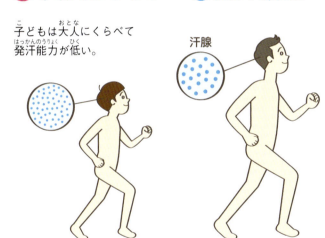

子どもは大人にくらべて発汗能力が低い。

汗腺

子どもは、汗腺が未発達で、まだ体全体に一様に分布していません。汗っかきに見えますが、頭部や顔面に汗をかける汗腺が偏在しているからで、しかも、その汗の多くは皮膚表面で水滴になって流れてしまいます。熱放散効果のない無効発汗（→49ページ）です。

そのため、大人にくらべて発汗能力が低く、高温・多湿の環境ではコア温が上昇し、熱中症などになりやすいといわれます。

大人とのちがい③ 体表面積の割合

前述のように、子どもは体重に対する体表面積の割合が大きいので、気温が体温より低ければ、皮膚血管の血流を増やすことで体表面から熱をにがしやすく、体温調節をスムーズに行えます。

しかし、気温が体温より高くなると、体表面積の割合が大きいために、逆に熱を体内に取り入れてしまいます。そのため、体温調節がむずかしくなり、熱中症になる危険性が高いのです。

びっくり！体温のふしぎ
高齢者の体温調節

人は加齢にともない、血管が硬く細くなり、伸び縮みする能力が低下します。また、心臓から全身に送る血流量が減少するため、暑い日や運動時でも皮膚血管の血流量はあまり増えません。さらに、高齢になると体液量が低下するため、汗をかきにくくなります。こうしたことから、高齢になると、体温調節機能が低下すると考えられています。

野生動物たちの暑さ対策

野生動物は、人とはちがった方法で体温調節をしています。どのような方法でしょうか。

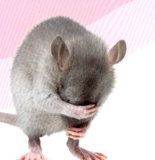

ネズミは気温が体温を超えるまでは、毛のないしっぽの皮膚血管を拡張させて、熱をにがします。そのため、暑い場所にいるネズミのしっぽは真っ赤になります。また、気温が体温を超えると、皮膚や体毛に唾液をぬりつけて広げ、熱を放散します。これを「唾液塗布」といいます。

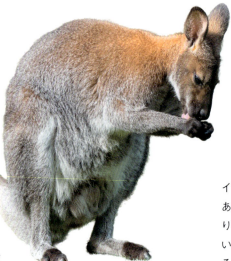

カンガルーは、前足に唾液をぬりつけます。足の皮膚の下にはたくさんの細い血管があり、気化熱によって血液の熱をにがすことができます。コア温が上昇すると、カンガルーの前足は血流量が3〜4倍になり、さらにたくさんの熱放散がうながされます。

イヌやネコなど多くの動物は、口をあけてハァハァと浅い息づかいをくり返します。これをパンティングといい、気道粘膜から水分を気化させることで、熱を放散しているのです。

人をふくめた動物が生きていくためには、脳の温度が高くなりすぎるのを防がなければなりません。トムソンガゼルというウシ科の動物には、コア温が高くなったときに、目の奥の「副鼻腔」で脳へ流れる血液を少し冷やすしくみがあります。

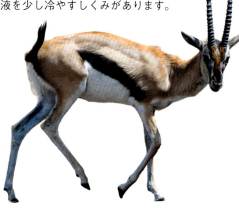

ヤギもパンティングをして熱をにがしますが、体の中の水分が少なくなったときは、トムソンガゼルと同じ方法で脳を冷やすことがあります。

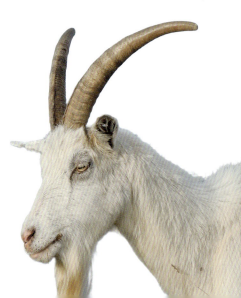

体温を一定に保つことをあきらめた動物

動物の体温は、1日の中で変化します。たとえば、人の場合は朝起きる前に体温がもっとも低くなり、夕方になると体温がもっとも高くなります。その差は1℃くらいです。

砂漠で生活するラクダは、水を自由に飲めるときはこの体温の差が2℃ほどですが、水がないときには6℃にもなります。砂漠という暑熱環境の中で、体液を使う発汗で体温を保つことよりも、脱水状態を防ぐことを優先していると考えられます。

砂漠には、ラクダ以外にもこのような動物がいて、共通しているのは体が大きいことです。体が大きければ、体内に熱がたまりつづけても、体温が上がるまでに時間がかり、その間に体が適応できるからです。また、夜になれば気温が下がり、上昇した体温をもとの体温に下げられる環境であることが必要です。

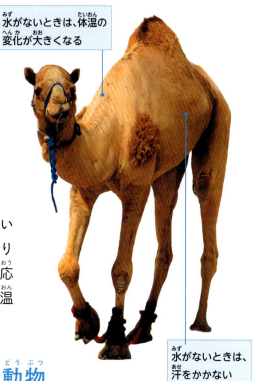

水がないときは、体温の変化が大きくなる

水がないときは、汗をかかない

食べる量を減らして体温の上昇を防ぐ動物

熱帯地域は、気温が高いうえに湿度も高いため、パンティングで効率よく熱放散をすることがむずかしくなります。そこで、食べる量を減らすことで代謝を低くし、体温が上昇することを防ぐ動物がいます。

暑い日は、人も食欲がなくなりますが、これは、自律神経の乱れによって胃腸のはたらきが弱まっていることや、疲労の蓄積がかかわっていると考えられます。

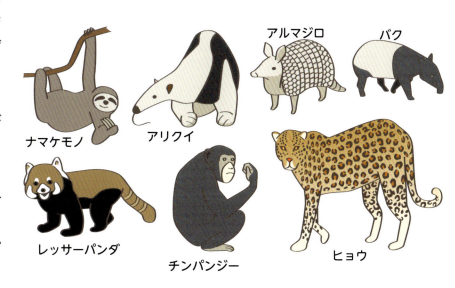

ナマケモノ　アリクイ　アルマジロ　バク　レッサーパンダ　チンパンジー　ヒョウ

びっくり！体温のふしぎ　「夏眠」するモハーベジリス

砂漠地帯では水分がとれないため、唾液塗布やパンティングをしていると体から水分が失われます。そのため、「夏眠」をする動物がいます。アメリカのカリフォルニアの砂漠で生活するモハーベジリスは、数週間から数カ月間の夏眠をして体温を下げ、水分が失われるのを防いでいます。

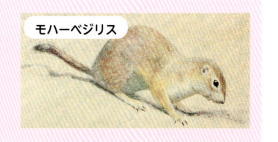

モハーベジリス

50音順さくいん

＊同じ見開きで何度も出てくる用語は、最初に出てきたページをのせています。

あ

- アイスバス 47
- 暑さ指数 46
- アポクリン腺 35
- AVA 33
- エクリン腺 35
- エフェクター 31,39,41
- 温度感受性TRPチャネル 39
- 温度受容体 39
- 温度中性域 13
- 温熱性発汗 35

か

- 夏眠 53
- カロリー 29
- 感覚神経 39
- 汗孔 34
- 汗腺 34,41,51
- 基礎代謝 18,23
- コア温 19,20,22,24,26,28,30,32,34,38,41,44,47,49,51,52
- 恒温動物 24,26,34,40
- 酵素 21,24
- 行動性体温調節 40
- 高熱 21

- 酷暑日 16
- 古典的熱中症 43,47

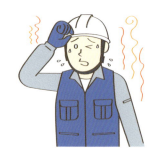

さ

- サーモグラフィー 15,20
- 細動脈 32
- 細胞外液 35
- 細胞内液 35
- シェル温 19,20
- 視床下部 39
- 至適温度 24
- 暑熱障害 42
- 自律神経 33,39,41,53
- 自律性体温調節 40
- 精神性発汗 35
- 赤外線 13,15
- セットポイント体温 30

た

体液 35,53
体温計 20,23,47
代謝 13,14,19,21,24,26,28,46,53
体表面積 37,50
対流 13
タンパク質 11,18,21,35
低体温症 22,47
伝導 13
冬眠 25
TRPチャネル 39

な

熱産生 18,29,31,34,37,49
熱射病 42,45
熱中症 42,44,46,48,51
熱中症警戒アラート 46
熱放散 18,29,31,34,36,42,49,51,52
熱力学第二法則 13
能動汗腺 34

は

発熱 21,22
パンティング 52
ヒートアイランド現象 9,43
百葉箱 9
副鼻腔 37,52
平滑筋 32
平衡温 20
平熱 10,20,22
変温動物 25,26,40
放射 13,15,46

ま

無効発汗 49,51
免疫 21,22,31
猛暑日 9,16,43

ら

立毛筋 37
冷夏 9
労作性熱中症 43

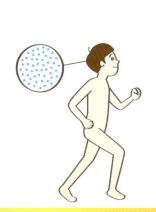
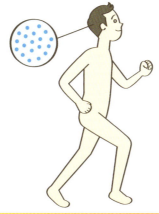

■**監修者紹介** 永島 計（ながしま けい）

1960年生まれ。京都府立医科大学大学院医学研究科（生理系）修了。京都府立医科大学附属病院研修医、イェール大学医学部ピアス研究所ポスドク研究員、王立ノースショア病院オーバーシーフェローなどを経て、現在、早稲田大学人間科学学術院教授。博士（医学）。著書に『40℃超えの日本列島でヒトは生きていけるのか』（化学同人）、監修書に『からだはすごいよ！ ぬくぬくげんきぼくのたいおん』（少年写真新聞社）、編著書に『体温の「なぜ？」がわかる生理学』（杏林書院）などがある。

■**編集・構成** 造事務所（ぞうじむしょ）

1985年設立の企画・編集会社。編著となる単行本は年間20数冊。編集制作物に『平等ってなに？』『熱と温度のひみつ』『人口減少で日本はどうなる？』（以上、PHP研究所）、『子ども教養図鑑 世の中のしくみ』（誠文堂新光社）などがある。

◆文／川村雅子　◆カバー＆本文デザイン／イヌヲ企画（髙橋貞恩）　◆イラスト・図／大谷孝久（cavach）、造事務所

■**おもな参考文献とウェブサイト**

参考文献：『40℃超えの日本列島でヒトは生きていけるのか』（化学同人）、『体温の「なぜ？」がわかる生理学』（杏林書院）、『改訂 生物』（東京書籍）、『体温のバイオロジー』（メディカル・サイエンス・インターナショナル）、「漢方医学」Vol.37 No.3 2013

ウェブサイト：気象庁、環境省、厚生労働省、一般財団法人日本気象協会、東京消防庁、日本放送協会（NHK）、テルモ株式会社体温研究所、看護roo!、東邦大学、脳科学辞典、株式会社マンダム、第一三共ヘルスケア株式会社、バイエル薬品株式会社　他

■**写真**

Fotokon/Shutterstock.com(p8, ケピリ)、Tatiana Gasich/Shutterstock.com(p8, オイミャコン)、早稲田大学 体温・体液研究室(p15, p20)、feathercollector/Shutterstock.com(p26, クロマグロ)、Jsegalexplore/Shutterstock.com(p26, ホホジロザメ)、BearFotos/Shutterstock.com (p36)、Kuttelvaserova Stuchelova/Shutterstock.com(p52, ネズミ)、Pascale Gueret/Shutterstock.com(p52, カンガルー)、Ermolaeva Olga 84/Shutterstock.com(p52, イヌ)、FotoRequest/Shutterstock.com(p52, トムソンガゼル)、MC MEDIASTUDIO/Shutterstock.com(p52, ヤギ)

体温って何だろう？
調節のしくみから低体温症・熱中症まで

2024年10月22日　第1版第1刷発行
2025年 6月27日　第1版第2刷発行

監修者	永島　計
発行者	永田貴之
発行所	株式会社PHP研究所

東京本部　〒135-8137　江東区豊洲5-6-52
　　　　　児童書出版部 ☎ 03-3520-9635（編集）
　　　　　普及部　　　 ☎ 03-3520-9630（販売）
京都本部　〒601-8411　京都市南区西九条北ノ内町11
PHP INTERFACE　https://www.php.co.jp/

印刷所／製本所　TOPPANクロレ株式会社

©PHP Institute, Inc. 2024 Printed in Japan　ISBN978-4-569-88191-1

※本書の無断複製（コピー・スキャン・デジタル化等）は著作権法で認められた場合を除き、禁じられています。また、本書を代行業者等に依頼してスキャンやデジタル化することは、いかなる場合でも認められておりません。
※万一、印刷・製本など製造上の不備がございましたら、お取り替えいたしますので、ご面倒ですが上記東京本部の住所に「制作管理部宛」で着払いにてお送りください。

NDC491　55 P　29cm

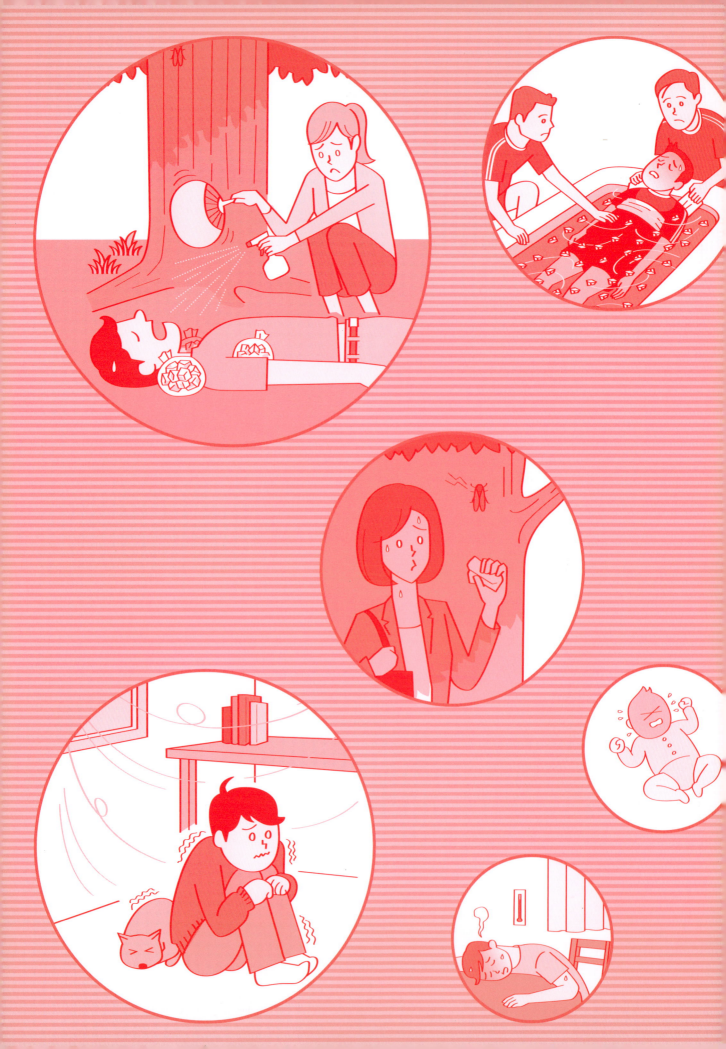